La diabetes

Diana W. Guthrie,
Richard A. Guthrie

La diabetes

*Un libro indispensable tanto para quienes
directamente padecen esta enfermedad
como para sus familiares y amigos,
médicos o profesionales.*

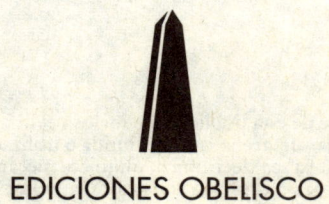

EDICIONES OBELISCO

Si este libro le ha interesado y desea que le mantengamos informado
de nuestras publicaciones, escríbanos indicándonos qué temas son
de su interés (Astrología, Autoayuda, Ciencias Ocultas, Artes Marciales,
Naturismo, Espiritualidad, Tradición...) y gustosamente le complaceremos.
Puede consultar nuestro catálogo en www.edicionesobelisco.com

Los editores no han comprobado ni la eficacia ni el resultado
de las recetas, productos, fórmulas técnicas, ejercicios o similares
contenidos en este libro. No asumen, por lo tanto, responsabilidad
alguna en cuanto a su utilización ni realizan asesoramiento al respecto.

Colección Obelisco Salud
LA DIABETES
Diana W. Guthrie y Richard A. Guthrie

1ª edición: Septiembre de 2002

Título original: *The Diabetes Sourcebook*

Traducción: *José M. Pomares*
Diseño de portada: *Michael Newman*

© 1990, 1992, 1995 RGA Publishing Group, Inc
(Reservados todos los derechos)
© 2002 Ediciones Obelisco, S.L. 2002
(Reservados todos los derechos para la lengua española)

Edita: Ediciones Obelisco S.L.
Pere IV, 78 (Edif. Pedro IV) 4ª planta 5ª puerta. 08005 Barcelona-España
Tel. 93 309 85 25 - Fax 93 309 85 23
Castillo, 540 -1414 Buenos Aires (Argentina)
Tel y Fax 541 14 771 43 82
E-mail: obelisco@edicionesobelisco.com

ISBN: 84-7720-957-X
Depósito Legal: B-30.334-2002

Printed in Spain

Impreso en España en los talleres gráficos de Romanyá/Valls S.A.
Verdaguer, 1 – 08076 Capellades (Barcelona)

Ninguna parte de esta publicación, incluso el diseño de la cubierta,
puede ser reproducida, almacenada, transmitida o utilizada en manera alguna
por ningún medio, ya sea electrónico, químico, mecánico, de grabación
o electrográfico, sin el previo consentimiento por escrito del editor.

*Este libro está dedicado a nuestra familia,
por los sacrificios que hicieron para que
pudiéramos disponer del tiempo para escribirlo,
así como a June Biermann y Barbara Toohey,
por las enormes contribuciones que han hecho
a la gente que tiene diabetes.*

*Tener diabetes es como aprender a pensar y actuar
en función del páncreas.*

Dorothea Sims

Prólogo

Conocimos a Diana Guthrie en 1979, cuando todas fuimos nominadas para el premio Ames como destacadas educadores del año sobre la diabetes. Diana ganó. A medida que la conocimos mejor, tanto a ella como a su esposo, Richard, un endocrinólogo, comprendimos rápidamente por qué obtuvo aquel premio. Los Guthrie, en su consulta sobre diabetes instalada en Wichita, así como en sus clases en la Escuela Médica de la Universidad de Kansas, Wichita, siempre han estado a la vanguardia en lo que se refiere a la terapia y la educación sobre la diabetes, entregando generosamente su tiempo y su persona a pacientes y colegas.

Cuando escribimos nuestro *Libro de la salud total del diabético*, en el que defendimos las controvertidas terapias de relajación para que la disminución del estrés contribuyera a la reducción de los azúcares en sangre, a menudo fuimos las receptoras de esa generosidad. Al aprovechar el trabajo creativo e innovador de los Guthrie, hemos podido demostrar palpablemente los beneficios de estas terapias para los diabéticos, lo que sin duda le ha permitido alcanzar un alto nivel de vida como el que disfrutan actualmente.

Cada vez que escribimos un libro sobre diabetes o nuestra circular para diabéticos, el *Health-O-Gram*, nos basamos continuamente en los Guthrie, en quienes buscamos consejo y con quienes comprobamos datos. Nunca nos han fallado, ni a nosotras ni a nuestros lectores.

Para darles una idea de la medida de respeto del que disfrutan los Guthrie, diremos que en una de las reuniones científicas anuales de la Asociación de Diabetes de Estados Unidos, estábamos distribuyendo ejemplares gratuitos de nuestro *Libro de la salud total del diabético*, para el que Diana había escrito un prólogo. Una mujer corpulenta, formidable, de aspecto malhumorado, cuyo indicativo señalaba que era una enfermera educadora sobre diabetes, se acercó a nuestra mesa.

—¿Qué está ocurriendo aquí? —preguntó.

Tomó un ejemplar y lo miró con expresión avinagrada.

—Es gratuito —se nos ocurrió decirle, animadamente.

Ella seguía mirando el libro con escepticismo. Entonces, su mirada se detuvo sobre el nombre de Diana, en la tapa.

—Bueno, si Diana Guthrie tiene algo que ver con esto, tiene que ser bueno. Me llevaré uno.

Y tras decir esto se introdujo el libro en el enorme bolso que llevaba colgado del hombro y se marchó.

Hace no mucho tiempo estábamos hablando con uno de los más destacados endocrinólogos de Estados Unidos, antiguo presidente de la Asociación de Educadores sobre la Diabetes. Acababa de trasladar su consulta desde Dakota del Sur a Kansas City. Al preguntarle por qué efectuaba el traslado, contestó:

—Deseaba estar más cerca de la Fuente.

—¿La Fuente? —preguntamos, sin comprender.

—Sí, la Fuente sobre la diabetes, ya sabe, los Guthrie, en Wichita.

Este libro, pues, les pondrá en contacto con la Fuente, con los Guthrie y todos sus conocimientos, experiencia y empatía. Beban libremente de ella y de las aguas de la salud y la vida.

JUNE BIERMAN
BARBARA TOOHEY

Introducción

La *diabetes mellitus* es una enfermedad o, más apropiadamente, un síndrome o grupo de enfermedades que está siendo diagnosticada con creciente frecuencia. El número de revistas dedicadas a la diabetes va en aumento; la nueva información se está poniendo a disposición tanto de los profesionales como del público en general, a medida que la investigación revela las posibilidades y los problemas. Este libro tiene la intención de ser un recurso para aquellas personas que tienen diabetes y para los miembros de su familia. No tiene la intención de ofrecer todas las respuestas, sino de servir más bien como guía para nuevas lecturas y accesos a otros recursos. A los profesionales del cuidado de la salud también les resultará útil este libro, como herramienta para revisar o aumentar sus conocimientos acerca de la enfermedad y los cuidados que requiere.

Cuando a una persona se le diagnostica este síndrome, el diagnóstico afecta no sólo a esa persona, sino también al resto de la familia. La información es esencial, tanto para la comprensión de la enfermedad como para prevenir falsas ideas.

Hay varias teorías acerca de qué es la diabetes y cómo afecta al cuerpo, y también existen varios enfoques en cuanto al tratamiento de la enfermedad. En consecuencia, la educación permanente debería constituir una parte importante de todo programa de tratamiento. Este libro presenta información actualizada sobre el cuidado de sí mismo e incluye algunos de los aspectos más novedosos de la investigación. Pero quizá sean más importantes las sugerencias acerca de cómo trabajar con los profesionales de la salud.

Con este libro no se tiene la intención de sustituir el aprendizaje en el aula, sino la de servir más bien como un recurso una vez que se ha obtenido la información en el aula. El apoyo y la enseñanza ayudan a desarrollar una buena actitud respecto del cuidado de sí mismo, así como el reconocimiento de que hay muchas otras personas que se encuentran en la misma situación.

Confiamos en que éste sea un libro útil. Los recursos encontrados en los apéndices deberían ayudar al lector a descubrir más sobre los diversos temas analizados en los capítulos de este libro. Reconocemos que en cuanto este libro entre en imprenta se dispondrá de nueva información que, evidentemente, no podrá ser incluida en estas páginas. Esperamos, sin embargo, que el contenido de este libro estimule al lector a mantenerse consciente de los cambios y la información relacionados con la diabetes.

Son muchas las personas que han contribuido a este libro, tanto directa como indirectamente. Nuestro mentor, el doctor Robert Jackson, nos ha enseñado a apreciar lo que nosotros, como profesionales, podemos aprender de quienes tienen la enfermedad y de los miembros de su familia. Nuestro equipo diabético, compuesto por Deborah Hinnen, Lindy Childs, Judy Friesen, Kirby Conley, Karon Giles, Diana Speelman, Jayne McDaniels, Mary Muncrief, Terry Burlakoff, Alicia Buckley, Marvel Logan, Julie Jamison y Diane Mann, ha contribuido con ideas, pensamientos y ejemplos que han sido apropiados para la información presentada en estas páginas. Sus ámbitos especiales de experiencia son los que ayudaron a convertir este libro en lo que es.

Deseamos expresar nuestro agradecimiento especial a Sharon Buller y Val Ring por su trabajo de secretaría. También queremos dar gracias especialmente a nuestros hijos y nietos, que nos estimulan continuamente a aprender más.

Algún día, la diabetes se podrá curar o, al menos, prevenir. Mientras tanto, puede ser controlada. Confiamos en que este libro ayudará a aquellos que tienen la enfermedad a controlarla, al mismo tiempo que disfrutan de una calidad de vida incrementada por las prácticas de autocuidado.

1. ¿Qué clase de diabetes tiene?

La diabetes no es una única enfermedad con una sola causa. Se trata más bien de una serie de enfermedades, algunas más difíciles de controlar que otras. Todas las formas de diabetes afectan a una hormona (regulador del cuerpo) producida en el páncreas y llamada insulina. Si tiene usted diabetes, o bien le falta insulina o la insulina que tiene no realiza adecuadamente su trabajo, el resultado es que, en lugar de almacenar para producir energía mediante la acción de la insulina, los alimentos que ingiere (principalmente los almidones e hidratos de carbono) elevan su nivel de azúcar en sangre hasta alcanzar valores superiores a lo normal. Sin tratamiento, su nivel de azúcar en sangre se mantiene elevado y tiene el potencial para afectar de modo adverso todos los órganos y sistemas de su cuerpo. Con tratamiento, se puede resolver el problema de la insulina y es posible hacer descender o normalizar el nivel de azúcar en sangre, de modo que el cuerpo no sufra daños. Una persona con diabetes puede mantenerse por tanto saludable y con una esperanza de vida normal.

Un poco de historia

Un antiguo papiro egipcio describía la diabetes como una enfermedad que hacía que una persona se «fundiera en la ingle». El nombre, en sí mismo, indica la pérdida de valiosos fluidos corporales; diabetes procede de una palabra griega que significa evacuar. *Mellitus* es una palabra romana relacionada con otra que significa «sabor dulce». Y, en efecto, debido al alto contenido en azúcar y a la falta de antiguas metodologías de comprobación, el sabor de la orina daba una indicación de que la persona tenía «diabetes de azúcar». De hecho, la madre naturaleza engañaba a los primeros observadores de la enfermedad, que veían el contenido cristalino de la orina después de que se hubiera evaporado su contenido líquido. En el siglo XIV, se creía que se trataba de una sal (suponemos que en aquella época la gente no estaba acostumbrada a la prueba del sabor).

Con el transcurso del tiempo, la *diabetes mellitus* fue tratada con diversos medios destinados a reducir el contenido de azúcar en la orina o a disminuir la pérdida de fluido. Algunos pacientes ayunaban y comían en exceso en días, semanas o meses alternos. A otros se les enseñaba a comer carne rancia o verduras cocinadas «tres veces en su propia agua». Otros se mantenían con huevos y cereales. La asociación del alimento y el fluido fue una idea transmitida con el paso del tiempo. Finalmente, se descubrió que la hormona insulina, segregada por unas células llamadas islotes de Langerhans, necesitaba ser sustituida en el cuerpo, con objeto de alcanzar niveles normales de glucosa en sangre.

Muchas fueron las personas que contribuyeron al conocimiento sobre el control de los niveles de glucosa en sangre. La insulina no se pudo analizar ni se pudo observar su significativo contacto hasta la década de 1960. Aprendimos entonces que otras hormonas, como el glucagón, podían contribuir a causar la enfermedad. También aprendimos que la diabetes no es el resultado de un solo acontecimiento ocurrido en el cuerpo, sino de varias acontecimientos que conducen a una serie de respuestas inmunológicas, con el resultado final de que dejan de funcionar la mayoría de las células fabricantes de insulina (las células beta, que se encuentran en los islotes de Langerhans).

Con el descubrimiento de la insulina, muchas personas creyeron que la diabetes se había curado. Se descubrió, no obstante, que si la persona vivía más de los esperados dos años, y especialmente si los niveles de glucosa en sangre no eran significativamente controlados durante la mayor parte del tiempo, se producían complicaciones (como por ejemplo ceguera, enfermedades cardiacas o la necesidad de amputación). Actualmente, muchas de esas complicaciones se pueden prevenir o retrasar mediante una atención médica adecuada. Por ejemplo, ahora se pueden estabilizar los problemas de visión. Las amputaciones, que fueron las complicaciones más asociadas con la diabetes en los primeros tiempos, se pueden prevenir en un número creciente de casos. Además, es posible invertir los problemas que puedan presentarse con ciertos órganos (como por ejemplo el corazón, los riñones, etc.), o se les trata mediante transplante, algo de lo que no se había oído hablar en la primera mitad del siglo XX.

La educación del paciente de diabetes es una de las principales claves para alcanzar tales elevados grados de control. Puesto que los profesionales de la salud no puede estar con la persona o su familia de forma cotidiana y continua, es obligatoria la educación de la autogestión.

Tipos de diabetes

La diabetes ha sido dividida en tres grupos: tipo I o diabetes mellitus dependiente de la insulina (IDDM), en la que hay que inyectar insulina diariamente; tipo II o diabetes mellitus no dependiente de insulina (NIDDM), en la que habitualmente no es necesaria la inyección de insulina, y diabetes secundaria (debida a cirugía pancreática o glándulas hiperactivas, como la pituitaria o las adrenales). Aquí sólo vamos a ver la diabetes de tipo I y de tipo II.

Se cree que la diabetes de tipo I se origina por una combinación de estresantes genéticos y ambientales. El individuo que tiene diabetes tipo I desarrolla una incapacidad para producir insulina. Cuando no hay insulina, las células se encuentran en un estado de inanición, mientras que en la sangre se encuentra un exceso de azúcar, en forma de glucosa. Este estado de alto nivel de glucosa en la sangre se llama hiperglucemia o, en este caso, diabetes mellitus. (La hiperglucemia puede ser causada por una serie de estresantes, pero cuando se debe a problemas con la insulina, se llama diabetes mellitus.) A pesar de ingerir vastas cantidades de alimento, la persona permanece en un estado de inanición hasta que dispone del adecuado suministro de insulina y puede llevar el alimento a las células. La grasa del cuerpo se quema como una fuente alternativa; como fuente de energía se crea un producto secundario llamado cuerpos de cetona. Pero las cetonas causan la acumulación de ácidos y alteran el sistema amortiguador del cuerpo, que desarrolla entonces un grave problema llamado cetoacidosis, un desequilibrio químico del cuerpo acompañado por un alto nivel de azúcar en sangre. Eso crea los clásicos síntomas de diabetes descontrolada: micción frecuente (poliuria), sed excesiva (polidipsia) y hambre excesiva (polifagia). Si no se cuida, la cetoacidosis puede conducir finalmente a la muerte.

La diabetes de tipo II, aparte de llamarse diabetes no dependiente de la insulina, también se ha conocido por otros muchos nombres, como diabetes de la madurez, de tendencia no cetósica, resistente a la cetosis e incluso «diabetes de la madurez en los jóvenes». Al 80 u 85 por ciento de la población diabética se le diagnostica una diabetes de tipo II. De este grupo, el 88 por ciento sufren de exceso de peso. Muchos de los llamados «diabéticos marginales» son del tipo II.

La insulina sigue siendo el factor clave en esta enfermedad, pero a menudo hay un exceso de la misma, antes que una escasez. El aumento de insulina se cree que es el resultado de la ingesta excesiva de alimentos. El exceso de insulina causa entonces una disminución en el número de los lugares receptores de insulina de la célula (es decir, de los enlaces que llevan la insulina a la célula). Ante la ausencia de lugares receptores, la insulina no funciona y el resultado es la diabetes (hiperglucemia). Aunque la elevación de los niveles de glucosa en sangre puede conducir a poliuria, polidipsia y polifagia, como en la diabetes del tipo I, aquí se da una diferencia fundamental.

En la mayoría de las diabetes de tipo II hay un historial previo de aumento de peso, en lugar de la pérdida de peso que suele producirse en la diabetes descontrolada del tipo I. Eso viene causado por una especie de fenómeno (reacción en cadena) de «pollo o huevo»: el exceso de insulina aumenta el apetito y el resultado es un aumento en la ingestión de alimentos. El exceso de comida provoca un exceso de insulina en la sangre y la pérdida de receptores de insulina también causa el característico aumento de peso de la diabetes del tipo II. El aumento de peso es particularmente comprensible a la vista del principal propósito de la insulina, que no es otro que el almacenamiento.

La diabetes de tipo II se diagnostica con mayor frecuencia en individuos mayores de 30 años, y es de desarrollo relativamente lento. Los receptores de insulina, que han disminuido y/o son defectuosos, conducen a lo que los médicos llaman normalmente «resistencia a la insulina». Ese es el término utilizado con frecuencia para explicar a los pacientes del tipo II cuál es la diferencia entre su diabetes y la del tipo I, que supone una importante «falta de insulina».

Ambos tipos pueden exigir insulina o no, ambos pueden experimentar una disminución en su capacidad para producir insulina, hasta el punto de que el paciente se hace insulino-dependiente. En ocasiones, resulta difícil afirmar si un individuo pertenece realmente al tipo I (diabetes mellitus insulino-dependiente, o IDDM), o bien al tipo II (diabetes mellitus no dependiente de la insulina, o NIDDM). Se puede utilizar un análisis de laboratorio que ofrece una indicación de cuánta insulina segrega una persona, si es que segrega alguna, para diferenciar los dos tipos.

Problemas asociados con la diabetes

Cuando se tiene diabetes del tipo I (insulino-dependiente) después de un episodio agudo (cetoacidosis diabética) o unos síntomas iniciales que conducen al diagnóstico (micción frecuente, comer con pérdida de apetito, sed extremada), puede haber un período de remisión parcial (la llamada «luna de miel»), en el que el cuerpo parece capaz de volver a producir algo de insulina. Habitualmente, ese período dura de tres a seis meses, pero puede mantenerse durante más tiempo, dependiendo de la supresión de la capacidad para fabricar insulina por parte de las células beta a través de un programa de inyección externa de insulina. La enfermedad o el estrés emocional extremo parecen ayudar a una mayor destrucción de las células beta, como sucede con el crecimiento, y puede acortar así el período de remisión. Finalmente, la persona se hace totalmente insulino-dependiente, sobre todo si más del 90 por ciento de las células beta han quedado inactivas.

La diabetes de tipo II es una enfermedad grave. Las personas insulino-resistentes o no tendentes a la cetosis, tienen con mayor frecuencia elevados niveles de insulina, lo que contribuye al proceso que conduce a la obesidad (puesto que la función básica de la insulina es el almacenamiento). Las grandes cantidades de insulina que existen en la persona del tipo II puede deberse a una resistencia a la insulina (pérdida de capacidad para utilizar correctamente la insulina), un aumento en la producción hepática (hígado) de glucosa, o problemas con la función post-receptora (dentro de la célula). Puesto que hasta una dosis de insulina tiene como resultado el desarrollo de anticuerpos, no serán exactos los análisis orales de tolerancia a la glucosa (toma de una muestra de sangre, dando al paciente a beber un líquido con alto contenido en azúcar, y repetido, por ejemplo, cada media hora a dos horas o más). La medición del c-péptido aporta más información sobre si la persona está segregando insulina o no, porque mide la secreción de insulina interna o endógeno. El c-péptido es el tercer enlace en la cadena que se «descompone», dejando la sustancia química de la insulina de dos cadenas. Las cadenas están compuestas por una serie de aminoácidos específicos (proteínas) que siguen un orden específico. Finalmente, el c-péptido encuentra la forma de llegar a la corriente sanguínea, lo mismo que la insulina, pero sólo se lo considera como un producto de desecho.

A excepción del período de «luna de miel» o de remisión parcial, las personas con IDDM no tienen capacidad para segregar C-péptidos. Habitualmente, las personas con NIDDM pueden segregar cantidades adecuadas o incluso elevadas de C-péptidos. A menudo, estos pacientes se hacen insulino-dependientes con el transcurso del tiempo, a medida que el páncreas se agota debido a la secreción extra de insulina.

2. ¿Quién contrae esta enfermedad?

En 1977, El Grupo de Datos de la Diabetes (un grupo gubernamental perteneciente al Consejo Asesor Nacional sobre la Diabetes) informó que en Estados Unidos se gastaban anualmente unos 6.000 millones de dólares en los costes directos (atención médica) y en los costes indirectos de la diabetes (pérdidas de horas de trabajo, etc.). En 1984 y según el informe «Diabetes en Estados Unidos», la pérdida ascendía a 14.000 millones anuales. Y en 1989, el coste se calculó en 20.600 millones, aproximadamente el 3,6 por ciento del total de los costes de salud estadounidenses. Eso supone un coste medio anual de 2.000 dólares por cada persona insulinodependiente. Se ha informado de numerosos estudios en los que se demuestran grandes ahorros de costes, de incluso 3.000 millones de dólares anuales en un solo programa (Miller, 1982), gracias a la enseñanza del paciente y a la adecuada atención médica.

Primeras formas de diabetes

Antiguamente llamadas diabetes química o prediabetes, las primeras formas de intolerancia a los hidratos de carbono incluyen el deterioro de la tolerancia a la glucosa, la anormalidad previa de la tolerancia a la glucosa y la anormalidad potencial de la tolerancia a la glucosa. El deterioro de la tolerancia a la glucosa es el diagnóstico de una persona con un nivel normal de azúcar (glucosa) en ayunas que, después de beber una cierta cantidad de líquido que contiene azúcar (glucosa) tiene un valor superior a 200 mg/dl u 11 mMol. La medición «mMol» es métrica. Para convertir mg/dl a mMol para azúcar en sangre hay que dividir por 18. Por ejemplo: 200 mg/dl ÷ 18 = 11 mMol.

Los valores de la insulina pueden ser por debajo de lo normal, por encima de lo normal o, en muchos casos, indicar un retraso en la liberación. El retraso en la liberación puede provocar entonces una liberación excesiva de insulina. El resultado en el retraso de la liberación de insulina es una caída del azúcar en sangre, llamada hipoglucemia reactiva. La anormalidad previa de la tolerancia a la glucosa significa que en un momento dado del pasado, la persona experimentó hiperglucemia, asociada quizá con un ataque al corazón, una quemadura grave o cualquier otra situación muy estresante (como un embarazo), pero que ahora tiene un análisis normal de la tolerancia a la glucosa. La anormalidad potencial de tolerancia a la glucosa describe a los individuos de alto riesgo, como por ejemplo aquellos que tienen sobrepeso, mujeres con un historial de mortinatos múltiples, de abortos o de bebés con un peso superior a los cuatro kilos y medio en el momento de nacer, o bien a individuos con fuertes antecedentes familiares de la enfermedad.

Diabetes de gestación

La diabetes de gestación se desarrolla durante el embarazo y puede invertirse una vez terminado el embarazo, para convertirse en deterioro de la tolerancia a la glucosa, o anormalidad previa de tolerancia a la glucosa. Es posible que esta persona progrese hacia la diabetes de tipo I (IDDM) o de tipo II (NIDDM). Se necesitan posteriores análisis si el nivel de azúcar en sangre en ayunas es superior a 105 mg/dl (5,8 o 6 mMol) o si un nivel de azúcar en sangre tomado dos horas después de una comida (posprandial) es superior a 150 mg/dl (8 mMol).

La recomendación actual es que debe controlarse no sólo a las mujeres embarazadas con alto riesgo, sino también a todas las mujeres embarazadas entre la semana vigesimocuarta a vigesimoctava de la gestación. Las estadísticas revelan que el control de los niveles de azúcar en sangre (glucosa) efectuados antes del embarazo entre las mujeres diabéticas embarazadas conduce a resultados casi iguales a las mujeres embarazadas no diabéticas, tanto para la madre como para el niño. Si el control se efectúa sólo durante el segundo trimestre, hay un 14 por ciento de probabilidades de que el bebé muera o desarrolle complicaciones, como malformaciones cardiacas, cerebrales o espinales. La madre tendrá entonces más problemas con la toxemia y la eclampsia. El segundo trimestre es la época en que empiezan a mostrar sus efectos las tensiones del embarazo, y tales efectos elevan los niveles de azúcar en sangre. El tratamiento debe iniciarse con prontitud y continuar desde el principio del embarazo hasta el final.

Tipos secundarios de diabetes

Los tipos secundarios de diabetes se deben a una serie de causas o estados, como una herida o la extirpación quirúrgica del páncreas. Las causas adicionales se asocian con inflamación del páncreas (pancreatitis) o elevada presencia de hierro en plasma, asociada con un aumento del tamaño del hígado, pigmentación de la piel y, frecuentemente, fallo cardiaco. También pueden ser causa de diabetes, las enfermedades hormonales, como la enfermedad de Cushing (rostro enrojecido y abotagado) o la acromegalia (rostro grande, con brazos y manos largos).

Causas de diabetes

Los medicamentos como los esteroides, como Dilantin y otros, pueden elevar el nivel de azúcar en sangre a través de una variedad de mecanismos. Algunos otros medicamentos, como el aloxan, la estreptozocina y los diuréticos de thiazida, son tóxicos para las células beta del páncreas, y pueden causar diabetes. Ciertos síndromes (como por ejemplo el de Prader-Willi, el de Down, la progeria y el de Turner) pueden tener como resultado un estado hiperglucémico; si tal estado fuese prolongado, el resultado es una diabetes permanente (es decir, insulino-dependiente).

La diabetes que tiene como resultado un estado insulino-dependiente se clasifica como diabetes del tipo I. Aunque la diabetes del tipo I afecta sólo entre un 10 a un 15 por ciento de la población, sus efectos sobre el cuerpo pueden ser peores que otras formas de diabetes. En el pasado, el tipo I fue conocido como diabetes juvenil o de inicio en la juventud (porque habitualmente se la diagnosticaba en personas menores de treinta años), diabetes frágil, diabetes inestable y diabetes con tendencia a la cetosis. La gente perteneciente a esta clasificación exhibe con mayor frecuencia los síntomas clásicos. Un nivel de azúcar en sangre en ayunas de 140 mg/dl (8 mMol) o superior, y dos o más mediciones distintas de niveles de azúcar en sangre superior a los 200 mg/dl (11 mMol), habitualmente acompañados de presencia de cetonas en sangre y orina, indican la presencia de una diabetes del tipo I. Un nivel de azúcar en sangre de 800 mg/dl (44 mMol) o más, sobre todo si no hay presente cetonas, indica un diagnóstico de síndrome hiperosmolar hiperglucémico no cetótico (un estado en el que el cuerpo está extremadamente seco [deshidratado], las sustancias químicas del cuerpo están concentradas y el nivel de azúcar en sangre es elevado).

Como se ha indicado antes, la diabetes es un síndrome, o grupo de enfermedades (antes que una enfermedad), que conduce al estado hiperglucémico prolongado. El tipo I aparece asociado la mayoría de las veces con la muerte de las células beta, muy probablemente por el propio sistema inmunológico del cuerpo. O bien el sistema inmunológico no puede matar a un agente infeccioso, que entonces mata a las células beta, o bien es el propio sistema inmunológico el que se desboca, ataca a los tejidos del propio cuerpo y destruye las células beta. Las células de los islotes de Langerhans se inflaman entonces, lo que tiene como resultado un proceso de enfermedad infecciosa (por ejemplo, las paperas) o, más comúnmente, de una respuesta autoinmune (alérgica a sí misma).

El proceso autoinmune tiene como resultado la circulación de anticuerpos que pueden causar o ser la causa de la muerte de las células beta. Si se descubre que los anticuerpos causan la destrucción de las células beta (que el cuerpo lucha contra lo que ahora considera como extraño a sí mismo), la respuesta del cuerpo a la diabetes del tipo I es mucho menos grave (es decir, más fácil de controlar) con el debido tratamiento. Hasta entonces, el resultado es una falta de disponibilidad de insulina. Aunque se dice que el inicio es repentino, los cambios que tienen como resultado una disminución en la disponibilidad de insulina pueden haberse producido durante un prolongado período de tiempo. En resumen, la diabetes mellitus dependiente de la insulina (IDDM) es un defecto heredado del sistema inmunológico del cuerpo, que tiene como resultado la destrucción de las células beta del páncreas, productoras de insulina.

La herencia es una de las principales causas de la diabetes. Si ambos padres tienen diabetes del tipo II, hay una probabilidad de que casi todos sus hijos tengan diabetes. Si ambos progenitores tienen diabetes del tipo I, menos del 20 por ciento de sus hijos desarrollarán diabetes del tipo I. En gemelos idénticos, si uno de ellos desarrolla diabetes del tipo II, existe una probabilidad cercana al 100 por ciento de que el otro gemelo también la desarrolle. En la diabetes del tipo I, sin embargo, sólo de un 40 a un 50 por ciento de los gemelos segundos desarrollarán la enfermedad, lo que indica que aunque la herencia es importante, en el desarrollo de la diabetes del tipo I también son importantes los factores ambientales, como por ejemplo demasiada comida, demasiado estrés, infección viral, etcétera.

Causas de diabetes del tipo I

La diabetes del tipo I es un defecto heredado del sistema inmunológico que se dispara debido a estímulos ambientales. El problema puede estar en el sistema inmunológico cuando los estímulos virales no ponen en marcha el sistema. Entonces, se permite que el virus penetre en la célula beta y cause su destrucción. Y, a la inversa, el problema también puede estar en la incapacidad del sistema para detenerse, en la medida en que una vez puesto en marcha apropiadamente para matar al virus no se detiene por sí mismo. Las células asesinas T pasan a atacar entonces a las células beta. Esto sólo es una explicación simplificada. La situación es en realidad mucho más compleja y en ella intervienen muchos más pasos del sistema inmunológico. Las propias células beta pueden contribuir a ello produciendo antígenos o sustancias químicas que aparecen en la superficie de la célula y que estimulan al sistema inmunológico, y es posible que también existan otros estímulos ambientales, y no sólo virus. De hecho, hay pruebas de que las proteínas de la leche de la vaca pueden causar la formación de anticuerpos que se adhieren a la célula beta o que son similares a los anticuerpos de la célula beta. Cuando el sistema inmunológico se moviliza en respuesta a un estímulo, estos anticuerpos se adhieren a receptores existentes en la superficie de la célula beta, provocando que se cause daño a las células beta del páncreas. Sea cual fuere la razón, lo cierto es que las células beta son destruidas por el sistema inmunológico en lo que se conoce como fenómenos autoinmunes, en los que el cuerpo se reconoce a sí mismo como un cuerpo extraño y empieza a eliminar ciertas partes.

Recientemente, los investigadores han intentado localizar los genes de la diabetes. Como parte del proyecto genoma, en el que los investigadores de todo el mundo intentan trazar el mapa de toda la estructura genética de todos los cromosomas humanos, han aislado 18 genes que parecen estar implicados en la producción de la diabetes del tipo I. No todos estos genes tienen igual potencia. Dos de ellos parecen ser los más potentes, mientras que algunos otros son menos potentes y otros son simplemente auxiliares o ayudantes capaces de ejercer algún efecto de asistencia en el proceso. También hay genes que son protectores, de modo que se pueden heredar los genes de la diabetes, pero si también se heredan los genes protectores, no se desarrollará la enfermedad. Así, el desarrollo de la enfermedad no es del 100% en aquellos que han heredado la genética para su evolución. Esas personas pueden tener los genes, pero contar también con los genes protectores o ser lo bastante afortunados como para evitar los estímulos ambientales.

Resumen

La causa de la diabetes del tipo I es por tanto un defecto hereditario en el sistema inmunológico que interactúa de alguna forma con los factores ambientales. Esos factores pueden ser virus o sustancias químicas existentes en el ambiente, o quizá otros factores ambientales que todavía no hemos identificado, que actúan conjuntamente con el resultado de una eventual destrucción completa de las células beta y, por lo tanto, de la pérdida de la secreción de insulina.

Diabetes del tipo II

La causa de la diabetes del tipo II no es tan bien conocida. Dos factores parecen ser importantes en la diabetes del tipo II: la resistencia de la insulina y la deficiencia de la insulina. Se debate cuál es la primera, pero por el momento todos parecen estar de acuerdo en que la resistencia de la insulina es el primer factor. La diabetes del tipo II es también una enfermedad genética, aunque los genes se encuentren en cromosomas completamente diferentes a los de la diabetes del tipo I. Probablemente hay múltiples genes involucrados en esta enfermedad. Por la razón que sea, este factor genético, al interactuar quizá con algunos factores ambientales, como el sobrepeso, el exceso de ingesta calórica, el deficiente gasto calórico y el envejecimiento, puede tener como resultado la aparición de una resistencia a la insulina. Se trata de una célula periférica, un músculo, grasa u otra célula que no responde apropiadamente a la insulina que está presente. El cuerpo empieza a producir entonces más insulina para tratar de superar la resistencia a esta.

La siguiente parte de la secuencia implica la aparición de dos factores. Uno de ellos es que la creciente secreción de insulina puede agotar en último término las células beta, teniendo como resultado una deficiencia de insulina. Recientemente se ha identificado otro factor al que se llama glucotoxicidad o toxicidad del azúcar. Resulta que el azúcar en elevadas cantidades puede ser tóxico o venenoso para las células del cuerpo. En la persona con resistencia a la insulina que tiene elevados niveles de azúcar en sangre que no han sido detectados o no tratados, o incluso en la persona que la enfermedad que lo sabe pero que no se trata apropiadamente, los continuos niveles altos de azúcar tienen un efecto tóxico sobre las células productoras de insulina del páncreas, que terminan por resultar dañadas, lo que reduce la secreción de insulina. Así pues, terminamos por encontrarnos con una combinación de resistencia periférica a la acción de la insulina y, al mismo tiempo, con una deficiencia de insulina. Estos dos factores pueden precipitar un caso grave de diabetes del tipo II, que bien puede exigir la administración de insulina como tratamiento.

Hay numerosos pasos en la acción de la insulina en el nivel de la célula periférica, y cada uno de esos pasos viene estimulado por una enzima diferente, donde cada enzima es a su vez controlada por un gen diferente. En consecuencia, son muchos los lugares potenciales donde pueden producirse defectos que tengan como resultado el mismo fin último, que no es otro que la resistencia de la célula periférica a la acción de la insulina, lo que constituye probablemente el factor que precipita el desencadenamiento de la diabetes del tipo II.

Se está produciendo un aumento en la diabetes, tanto del tipo I como del tipo II, aunque dicho aumento es más pronunciado en el tipo II. El aumento es aproximadamente de un 6% anual, lo que significa que el número de personas que padece diabetes se duplicará cada quince años. En Estados Unidos, estas variaciones de crecimiento ocurren predominantemente entre las poblaciones étnicas no blancas. La prevalencia de la diabetes en la población caucásica es aproximadamente del 5-6%, en la población negra es del 12-15% y en la población hispana es de alrededor del 20%, mientras que en la población nativa americana supera con frecuencia el 30%. De hecho, hay tribus en las que la prevalencia puede ser de hasta el 65%. Del mismo modo, la diabetes aumenta en el mundo, particularmente en los países en vías de desarrollo. La enfermedad es muy rara en el tercer mundo, o en los países subdesarrollados. Pero a medida que esos países empiezan a desarrollarse y alcanzar importancia industrial y estabilidad económica, proliferan los diabéticos en esas culturas. Esto mismo se vio en Japón después de la Segunda Guerra Mundial y, más recientemente en Corea y Taiwan, ahora empieza a suceder también en otros países del sudeste asiático, a medida que el nivel de vida aumenta. Se cree que dicho incremento está relacionado probablemente con el aumento de la ingesta calórica asociada con una disminución del gasto calórico. Los genes para la diabetes del tipo II se encuentran probablemente muy difundidos por todo el mundo en iguales cantidades en todas las razas y grupos étnicos, pero el cambio en el estilo de vida, para pasar del trabajo manual con una baja ingesta calórica, al trabajo industrial con una elevada ingesta calórica y un reducido gasto calórico, debido al empleo de maquinaria, puede tener como resultado una explosión virtual de la diabetes del tipo II.

La diabetes del tipo I también muestra una diferencia por zonas geográficas. La diferencia no parece estar tanto entre grupos raciales o étnicos como en la geografía. Es más baja cerca del ecuador y a medida que se avanza hacia el norte, en dirección al círculo polar ártico, aumenta la prevalencia de la enfermedad. La prevalencia más alta se encuentra en los países escandinavos. La más baja en la zona mediterránea, excepto por la isla de Cerdeña, que tiene una incidencia igual a la de Finlandia y es un caso atípico. Las razones de estas diferencias no son bien comprendidas y son actualmente objeto de investigación.

3. ¿Cómo se trata la diabetes?

El tratamiento de la diabetes mellitus tiene que ser variado, de una persona a otra y de una época a otra. Los objetivos se indican en el cuadro 3-1.

Cuadro 3-1
Niveles de azúcar en sangre ideales frente a aceptables

Objetivos de azúcar en sangre	Ideal	Aceptable
Azúcar en sangre en ayunas	70-110 mg/dl (4-6 mMol)	60-120 mg/dl (3-7 mMol)
1 hora después de la comida	90-150 mg/dl (5-8 mMol)	80-180 mg/dl (4-10 mMol)
2 horas después de la comida	84-140 mg/dl (5-8 mMol)	70-150 mg/dl (4-8 mMol)
3 horas después de la comida	60-100 mg/dl (3-6 mMol)	60-130 mg/dl (3-7 mMol)

Los niveles medios de azúcar en sangre para una mujer embarazada con diabetes deberían estar alrededor de 90 mg/dl (5 mMol).

Hay una variedad de cosas que afectan al tratamiento de esta diabetes para cada individuo. Hay, por ejemplo, cambios personales (como cambios de trabajo, traslado de vivienda y el hecho de asumir nuevas responsabilidades). Hay un cambio en la respuesta de la mañana a la tarde y del mediodía a la medianoche. Si una persona está muy estresada, va a haber también una diferencia. Si la persona está relajada, existirá igualmente una diferencia. El tipo de diabetes también supondrá una diferencia. (Téngase en cuenta que una persona que no tiene diabetes experimentará muy pocos cambios en el nivel de azúcar en sangre incluso después de comerse una caja entera de dulces, pero que la persona con diabetes tendrá un elevado nivel de azúcar en sangre.) En las siguientes secciones se describen algunas de estas diferencias y se le indica cómo puede compartir esta información con el profesional que cuida de su salud.

Diferencias en el tratamiento para niños y adultos

Un niño no puede ser tratado como un adulto en miniatura. Un cambio de una unidad en la insulina en un niño de 20 kilos de peso tendrá mucho más efecto que un cambio de una unidad en un adulto de 70 kilos de peso. Los niños no sólo cambian de tamaño con rapidez, sino que también cambian rápidamente sus niveles hormonales. Esos cambios de niveles hormonales conducen a diversos cambios en las respuestas emocionales. En algunos niños con diabetes de tipo I, la enfermedad es más grave; si se mantiene la función de la célula beta, es posible que sea más suave. Se necesita más alimento para el estilo de vida activo de un niño, así como para su crecimiento y desarrollo.

Lo mismo que sucede con cualquier tipo de diabetes, el objetivo estriba en alcanzar y mantener un alto grado de control de los niveles de glucosa en sangre, así como una calidad de vida que haga que todo merezca la pena. Si un niño no recibe alimento suficiente e insulina suficiente para ayudar a llevar ese alimento a las células donde aportar energía y crecimiento, no crecerá o bien no lo hará a la velocidad esperada.

Si los niveles de azúcar en sangre se hallan normalizados durante la mayor parte del tiempo, la única vez en la que un niño debería estar enfermo de diabetes es en el momento del diagnóstico, cuando haya presente una cetoacidosis diabética (altos niveles de glucosa en sangre, deshidratación y desequilibrio químico [electrolítico]). Aprender cuándo es posible tener un nivel más elevado de azúcar en sangre y dar más insulina antes de que el cuerpo se descontrole, contribuye a prevenir que se vuelva a producir una cetoacidosis diabética. A menudo se puede predecir la cetoacidosis diabética (como por ejemplo si existe una infección). La administración de más fluidos y de más insulina, según se necesiten, impedirá que este problema vuelva a producirse. El control de las cetonas en la orina indicará a los padres si el cuerpo está utilizando las grasas como una fuente de energía. Si los niveles de glucosa en sangre son elevados (300 mg/dl [17 mMol] o superiores), el cuerpo puede quedar químicamente desequilibrado y el niño puede ponerse muy enfermo.

Los bajos niveles de glucosa en sangre (hipoglucemia) constituyen la otra cara de la moneda. Esto es algo más difícil de manejar. Algunas personas tienen más miedo a los efectos a corto plazo del bajo nivel de azúcar en sangre que de los efectos a largo plazo del alto nivel de azúcar en sangre. Algunas de esas ocasiones se pueden predecir, como por ejemplo si el niño está expectante de que se produzca algo especial al día siguiente y no duerme bien. Si se pueden predecir, quiere decir que, en la mayoría de los casos, se pueden prevenir. Si no se predicen lo más útil es el tratamiento rápido y precoz. Ignorar los síntomas o los sentimientos, o si no se detectan, puede significar un problema.

El análisis de glucosa en sangre ha sido de una gran ayuda para descubrir precozmente el bajo nivel de azúcar en sangre. Los niños pequeños quizá no tengan palabras para decir que se «sienten raros». O quizá están tan enfrascados en el juego que no se dan cuenta de que sus bajos niveles de azúcar en sangre les envían señales de que ha llegado el momento de comer algo. Si tienen hambre, lo más probable es que respondan consiguiendo algo de comer, aunque eso no siempre sea así.

Una reacción insulínica suave (hipoglucemia) de vez en cuando no es nada comparada con la aparición de frecuentes ocasiones en que se tiene un nivel muy bajo de glucosa en sangre. El cerebro sólo puede aceptar una ausencia limitada de combustible antes de que se produzcan daños celulares. Esto es especialmente cierto si las reacciones son de tipo grave (espasmos o pérdida de la consciencia). Las reacciones graves se tienen que impedir a toda costa. Los episodios suaves de temblores y sudoraciones que se dan a menudo, aunque constituyen una experiencia un tanto incómoda, no son tan graves como las reacciones fuertes. Si el niño no ha alcanzado todavía la edad del pleno desarrollo nervioso (de seis a ocho años de edad) hay una mayor probabilidad de que la hipoglucemia cause un daño cerebral.

No es nada recomendable permitir que alguien, sea niño o adulto, tenga un elevado nivel de azúcar en sangre de modo continuado (hiperglucemia). La persona mantendrá una actitud apagada, estará menos alerta y con frecuencia se sentirá más irritable. Los maestros y cuidadores informarán habitualmente de un cambio en la capacidad de aprendizaje o de trabajo cuando el nivel de azúcar en sangre es demasiado alto o demasiado bajo. Cierto que el niño o el adulto no están teniendo reacciones insulínicas, pero en la imagen global a largo plazo una ligera reacción insulínica de vez en cuando es mucho menos nociva que unos niveles crónicos de alta glucosa en sangre. Es interesante observar que si el control de la glucosa en sangre es deficiente, existe una mayor probabilidad de sufrir reacciones insulínicas graves.

Se ha debatido bastante la posibilidad de sufrir reacciones insulínicas más graves con un contenido más elevado de glucosa en sangre. La prueba de control de la diabetes y sus complicaciones, un estudio realizado durante diez años para determinar qué niveles de control impedirán o retrasarán mejor las complicaciones, afirmó que cuanto más normal sea el control de la glucosa, tanto mayor será la probabilidad de tener reacciones insulínicas graves. En el tercer año del estudio, el grupo de control intensivo experimentó un aumento del 30 al 40 por ciento en los niveles bajos de glucosa en sangre, en comparación con el grupo de control estándar. La mayoría de las hipoglucemias del primer grupo se presentaron sin síntomas, con valores de glucosa en sangre situados alrededor de cuarenta. Un año más tarde, en la Reunión Nacional de la Asociación de Diabetes de Estados Unidos, se anunció que se había producido un cambio en los métodos de tratamiento y que la hipoglucemia había disminuido espectacularmente. Como comentario colateral, el orador dijo que suponía que estaban aprendiendo a gestionar la diabetes de mejor modo porque había menos reacciones de bajo nivel de glucosa en sangre en el grupo de control intensivo.

Según nuestra propia experiencia, el número de episodios graves de hipoglucemia es menor, o ciertamente no mayor entre los niños o adultos en un control «estrecho» que entre aquellos que muestran fuertes oscilaciones o niveles de azúcar en sangre crónicamente elevados.

Puesto que la cetoacidosis diabética suele asociarse con infección o un estrés emocional prolongado, la hipoglucemia va asociada con un error en la cantidad de insulina que se administra, mucho juego o ejercicio sin tomar alimentación extra, o con una manipulación de la comida (como por ejemplo una negativa del niño a comer para salirse con la suya). Esta es la razón por la que es tan útil la educación que transmiten los padres y el tipo de programa de tratamiento que se elija.

Parte de la educación transmitida por los padres incluye lo siguiente: la dosis diaria total de insulina dividida en múltiples dosis por día disemina el impacto del pico o acción máxima de la insulina. Si se administra toda la insulina en una sola dosis, no cubrirá todo el período de veinticuatro horas; además, la acción más fuerte de la insulina puede provocar que el niño sea hipoglucémico en ese momento e hiperglucémico antes de que se le administre la dosis siguiente. El hecho de diseminar las dosis permite que no se produzca un gran impacto en ningún momento. Dar dosis múltiples no significa que la diabetes esté empeorando, sino que se trata simplemente de un método para permitir una mayor flexibilidad en el estilo de vida de un niño.

La adaptación psicológica a la enfermedad puede desarrollarse mejor cuando hay una mayor flexibilidad. Los niños con padres que les apoyan, aceptan a menudo su diabetes con naturalidad. Además, cuanto más pequeño es un niño más fácilmente suele adaptarse en comparación con el adolescente o el adulto. Por otra parte, los padres pueden llegar a ser demasiado protectores o rechazar al niño subconsciente o abiertamente. Si los padres no son educados y apoyados por profesionales del cuidado de la salud, el niño puede llegar a alterarse hasta el punto de que la diabetes se convierte en una enfermedad muy difícil de controlar. La disciplina constituye una parte muy importante del programa de tratamiento para el niño. Cuanto más cariñosamente se discipline a un niño, tanto mayores serán las probabilidades de que disfrute de una vida prolongada y sana.

Cuando se comparó a un grupo de niños con diabetes con otro grupo de niños que no la tenían, se descubrió que no había un mayor número de conflictos o de diagnósticos psicológicos en un grupo que en el otro. También se observó que el control de la diabetes era más deficiente en aquellas familias en las que sus componentes no trabajaban como un equipo.

Atención intensa

El control inicial de la diabetes de tipo I es aproximadamente el mismo para adultos que para niños. La mayoría de los médicos administrarán pequeñas cantidades de insulina de modo continuo o cada hora, en función del tamaño de la persona y en relación con el estado de la cetoacidosis y de la deshidratación. De hecho, habitualmente se administran algunos fluidos intravenosos antes de la insulina. Sólo piense en lo siguiente: si tuviera un vaso medio lleno de agua y vertiera en él diez cucharaditas de azúcar, ¿obtendría una respuesta más rápida para disminuir la cantidad de azúcar por cada cucharadita de líquido si añadiera algo para utilizar el azúcar o si llenara el vaso de agua? Lo mismo sucede con el cuerpo humano. Primero se añade el fluido y luego se administra la insulina. Cuando vuelve a iniciarse el trabajo de laboratorio se añaden otras sustancias químicas si fuera necesario, como el potasio. En la mayoría de los casos, el médico no añadirá potasio hasta que la persona haya orinado, ya que, de otro modo, el potasio quedaría demasiado concentrado en el cuerpo y causaría problemas.

El índice de caída de los niveles de glucosa en sangre suele ser controlado de modo que no exceda mucho más de los 100 mg/dl (5-6 mMol) por hora. Eso ayuda al cuerpo en su proceso de reequilibrio. También ayuda a impedir los dolores de cabeza, puesto que el cerebro obtendría de otro modo un estímulo demasiado grande al encontrarse con una mayor cantidad repentina de fluido y una cantidad menor de azúcar. Al principio se puede utilizar agua salina o salada, que ayuda a los tejidos a aceptar el fluido que se necesita. Más tarde, se añade glucosa a la solución salina o se cambia todo el fluido intravenoso por una solución de glucosa. Esto puede parecer extraño cuando el problema vino causado inicialmente por una presencia excesiva de glucosa en el sistema. No obstante, la presencia de la glucosa en el agua hace una serie de cosas. Para empezar, impide que la persona sufra de hipoglucemia. Además, impide que la persona produzca cetonas a partir de ácidos grasos libres, cuando el cuerpo reconoce que necesita algo de energía.

Para controlar las otras sustancias químicas presentes en el cuerpo, de modo que podamos estar seguros de que no se hallan desequilibradas, es necesario realizar análisis de sangre a cada pocas horas. Habitualmente, se extrae sangre a través de una aguja plástica insertada en la vena; una vez que se ha extraído la sangre, se ponen en la aguja cantidades muy pequeñas de heparina para evitar su coagulación (a esto se le llama «cerradura de heparina»). Luego, cada vez que se necesita tomar una muestra, se retira el fluido con la heparina y se extrae la cantidad de sangre que se necesita. A continuación, se vuelve a colocar la heparina en el espacio de la aguja, hasta que se necesita tomar la siguiente muestra. Este procedimiento evita la necesidad de pinchar a una persona varias veces para obtener estas muestras de sangre. Esta aguja de plástico puede mantenerse en su posición hasta que se interrumpe el procedimiento, o después del primero o segundo día (es decir, de seis a cuarenta y ocho horas).

Otra forma de comprobar hasta qué punto le va bien a una persona es mirando un monitor cardiaco. Las enfermeras y médicos no sólo pueden saber si hay sustancias químicas con bajos o altos niveles, como el potasio, sino que también saben si se han desequilibrado el calcio, el magnesio y otras sustancias químicas llamadas electrolitos. En realidad, cuando se produce una sustitución adecuada de fluido, ante una cantidad apropiada de insulina, las otras sustancias químicas parecen desequilibrarse.

Control de la diabetes del tipo I

Una vez que se haya controlado el estado agudo de la gestión de la diabetes, y dependiendo del programa de gestión que se le aplique, será dado de alta del hospital y se le pedirá que acuda a ver a su médico de forma diaria, semanal o mensual, además de recibir algo de educación acerca de las habilidades iniciales de supervivencia (cómo administrar la insulina, cómo planificar una comida, como tratar una reacción, cómo controlar los niveles de glucosa en sangre y las cetonas en la orina, y cuándo visitar al médico y qué decirle). Quizá se le pida que regrese unas semanas o meses más tarde para transmitirle una educación más intensiva. Si su estancia en el hospital dura más de una o dos semanas, recibirá educación y apoyo psicológico durante ese tiempo.

Si el tiempo de hospitalización fuese breve, el médico empezará con la administración de un bajo nivel de cantidad de insulina diaria, para aumentar la dosificación hasta que se alcance un nivel adecuado de control de la diabetes. En el caso de una hospitalización más prolongada, el médico administrará lo que se denomina una «cantidad fisiológica de insulina», basada en el tamaño del cuerpo del paciente y en su ingesta de alimentos. Luego, la insulina se disminuye diariamente hasta que los niveles de glucosa en sangre se estabilizan en una línea base o normal.

Cada método tiene sus pros y sus contras. El primero ofrece un menor apoyo inicial, permitiendo que la persona desarrolle hábitos que podrían no ser apropiados. Pero consigue que el paciente regrese antes al trabajo o a la escuela y lo devuelve a su estilo de vida programado, a partir del cual se pueden valorar las necesidades individuales. El segundo método proporciona un mayor apoyo psicológico y fisiológico inicial. Con este enfoque, la mayoría de los programas tratan de inducir a la persona a reproducir su estilo de vida cotidiano para planificar el programa de actividad y de educación. Este enfoque también parece tener un período más prolongado de «luna de miel», durante el que se obtiene más fácilmente el control del nivel de azúcar en sangre gracias al uso de pequeñas cantidades de insulina. Ello se debe a que las células beta han recuperado algo de su capacidad para producir internamente insulina. No se ha demostrado que esto sea mejor a largo plazo, pero no cabe la menor duda de que resulta más fácil controlar la diabetes durante un período de tiempo más prolongado (de seis meses a tres o cuatro años).

Sea cual fuere el programa, necesita ser individualizado, teniendo en cuenta el estilo de vida de la persona: ¿cuándo se imparten las clases de educación física? ¿Cuándo se producen las interrupciones para tomar café? ¿A qué hora se acuesta el paciente? ¿Cuándo se toman habitualmente las comidas?, etcétera. La ingesta de alimentos debe seguir una pauta que permita satisfacer las necesidades cotidianas. La insulina se administra de tal modo que los productos de la alimentación (como la glucosa o las proteínas e, indirectamente, las grasas) lleguen a los lugares a los que se supone que deben de llegar. A medida que cambian las necesidades y las exigencias de la edad, el programa también tiene que cambiar. Si una persona se hace más sedentaria, la ingesta de alimento necesita disminuir y también la de insulina (o el agente oral para los adultos). Si se administra demasiada insulina, la persona podría tener problemas con las reacciones insulínicas o comer demasiado para compensar los síntomas de hambre con bajo nivel de azúcar en sangre, Y por lo tanto engordaría. A medida que un niño crece y exige más alimento (y no sólo más hidratos de carbono, sino más calorías totales) exigirá también más insulina. Cuando el niño se convierte en adulto, deja de crecer y necesita menos alimento, también necesitará menos insulina.

En la persona no diabética normal, el cuerpo produce continuamente una pequeña cantidad de insulina. A esta se le llama insulina basal. El cuerpo produce una descarga de insulina después de cada ingesta de alimento. Dicha pauta es la que debe tratar de imitar el diabético, sea cual fuere el régimen de tratamiento que elija. Para las personas con diabetes mellitus insulino-dependientes (IDDM), esta pauta se puede duplicar de muchas formas, con numerosas pautas alimentarias e insulínicas (cuatro, tres o dos dosis de insulina al día). Las exigencias mínimas para duplicar la pauta normal son tres comidas, con uno a tres bocados intermedios y a la hora de acostarse, y una pauta insulínica de dos dosis diarias (antes del desayuno o de la cena) o una mezcla de insulina de actuación corta (Regular) y de actuación intermedia (NPH o Lente). (Las insulinas NPH o Lente duran dos veces más tiempo que la insulina de actuación corta, o aproximadamente la mitad que las insulinas de actuación prolongada.) Las dos dosis de insulina de actuación intermedia suministran la insulina basal para veinticuatro horas y cubren el almuerzo. Las dos dosis de insulina de actuación corta aportan descargas para el desayuno y la cena. Habitualmente se administra dos veces más insulina por la mañana que por la tarde, porque suele ser por la mañana cuando se hacen dos de las comidas principales y sólo una por la tarde. También es habitual que en cada dosis se administre dos veces más insulina de actuación intermedia que de la corta, puesto que la insulina de actuación intermedia tiene que durar doce horas, mientras que la de actuación corta sólo dura seis horas.

Gestión de la diabetes de tipo II

Para algunos adultos con elevaciones suaves del azúcar en sangre, la redistribución de la ingesta de calorías a lo largo del día (del mismo modo que las dosis de insulina que se distribuyen a lo largo del día) evita que el cuerpo se vea desafiado al agotar los niveles de azúcar en sangre. Si la pérdida de peso o la elección de alimentos no ayuda a la persona a mantener un nivel medio de azúcar en sangre por debajo de los 150 mg/dl (8 mMol), la persona necesitará algún agente hipoglucémico oral que ayude al cuerpo a funcionar más apropiadamente. Si se produjera una enfermedad en la que una persona no pudiera contener la ingesta de alimento o en la que las células beta disminuyeran su funcionamiento, es posible que la persona tuviera que depender temporalmente de la insulina. A menudo, los agentes orales no funcionan después de cinco a diez años de utilizarlos (a eso se le llama fallo secundario de los agentes hipoglucémicos orales), y la persona necesitará empezar a utilizar insulina. Cuando se determina que la persona es resistente a la insulina y necesita realmente dosis elevadas de esta, algunos médicos consideran mejor combinar dosis de insulina con un agente oral, dado una o dos veces al día (véase el capítulo 6 para más información).

El ejercicio constituye una parte muy importante del programa de gestión del adulto. Mientras que los niños suelen tener ejercicio planificado en la escuela, el adulto tiene que hacer ejercicio por su propia cuenta. El ejercicio aporta muchos beneficios, uno de los cuales es una mayor sensibilidad a la insulina por parte de los lugares receptores de las células.

A medida que el adulto envejece, el programa de gestión cambia de nuevo. Y si se desarrollara una complicación de la diabetes, ocurrirían muchos cambios. Si el problema afecta a los ojos, el tratamiento tendrá que estabilizarlos. Adaptarse a este tratamiento causará probablemente cambios en las pautas de actividad de la persona, con lo que se verán afectadas las emociones. Si el problema afecta a los riñones, habrá que controlar la presión sanguínea. El uso de medicación para el tratamiento de la presión sanguínea puede alterar los niveles de glucosa en sangre. Si los riñones se vieran afectados por el proceso de envejecimiento o por una enfermedad, el cuerpo retendría la insulina o las sustancias químicas del agente oral durante más tiempo del deseado. Así, puede presentarse una necesidad de dosis menores de insulina, o de una menor cantidad del agente oral, o de un cambio de este último a la insulina.

A medida que los adultos se adaptan a tener diabetes y aprenden más sobre su propio cuidado, su control puede sintonizarse de modo realmente exquisito. La palabra diabetes no necesita aparecer continuamente en luces de neón en la vida del diabético. Los cambios en el estilo de vida pueden parecer obstáculos para el diabético, pero la mejor forma es considerarlos como desafíos, como fenómenos que acompañan al diagnóstico de la diabetes.

Necesidades especiales de gestión

Embarazo

En la mujer embarazada con diabetes del tipo I o del tipo II, o con diabetes de gestación, se producen ciertos cambios en las necesidades del cuerpo. El embarazo ha sido denominado «estado diabetogénico». El embarazo produce estrés para el cuerpo y cualquier cosa que sea estresante para el cuerpo tiene como resultado la liberación de hormonas que permiten —o causan— la elevación del nivel de azúcar en sangre. Se trata de un estado de gran estrés para el cuerpo. Al ser el índice metabólico mucho más elevado, d el cuerpo quema el alimento con mayor rapidez. Se necesita una mayor cantidad de alimento durante todo el embarazo. A medida que se produce esta mayor necesidad de alimento, también se necesita una mayor cantidad de insulina. Las hormonas producidas por la placenta también aumentan las necesidades de insulina. En el momento del parto dejan de liberarse las hormonas que han tenido como resultado un mayor estrés para el cuerpo. Entonces se necesita menos insulina. El amamantar reduce aún más la necesidad de insulina. Si la persona tiene diabetes justo durante el embarazo, es posible que los niveles de glucosa en sangre regresen a la normalidad de cuatro a seis semanas después del parto.

Aunque la diabetes se puede detectar durante un examen rutinario practicado en algún momento a lo largo de la vigesimocuarta a la vigesimooctava semana de gestación, es posible que la mujer embarazada acuda a la consulta del médico debido a que se siente insólitamente cansada, resultado de la elevada presencia de azúcar en sangre. Este elevado nivel de azúcar en sangre también tiene como resultado una visión borrosa, llagas que no se curan y micción frecuente. Se pueden sentir síntomas como los del resfriado o la apendicitis. El tratamiento para hacer regresar a la normalidad los niveles de glucosa en sangre hacen desaparecer estos síntomas. Durante el embarazo es imperativo mantener el nivel normal de azúcar en sangre para impedir problemas tanto a la madre como al bebé (véase el capítulo 10 para más información).

Viajes

Su profesional de la salud también puede ayudarle a prepararse para un viaje. Otro recurso es acudir a la Asociación Internacional de Viajes. Puede llamar a la Asociación Nacional de Diabetes y obtener el número de un lugar de Nueva York donde le dirán los nombres y direcciones de médicos que tienen sus consultas prácticamente en cualquier lugar del mundo. También puede descubrir de qué equipos se dispone en varios países en el caso de que se quede sin suministros (pero procure que eso no le suceda). Debería poder decir: «Necesito un médico» en el idioma del país que visite.

Viajar en aviones y trenes resulta mucho más fácil si sabe qué debe comer, cuándo comerlo, con quién ponerse en contacto si desea una comida especial. (Una vez más, véase el capítulo 10 para mayor información.)

June Biermann y Barbara Toohey, que fueron las primeras en desarrollar los centros SugarFree, son dos personas que han afrontado los obstáculos de la vida como desafíos. June es una diabética dependiente de la insulina, lo que no le ha impedido esquiar en la montaña más alta o explorar la isla más lejana. Es algo que ha conseguido gracias a la autogestión. Aprender autogestión significa saber cómo responde su cuerpo ante ciertas cantidades de alimentos, ciertas clases de alimentos y ciertas cantidades de medicación para la diabetes. También supone saber que si tiene que tomar otros medicamentos contra el resfriado, la gripe o cualquier otro problema de salud, tiene que planificarlo con su profesional de la salud antes de emprender el viaje.

4. Educarse a sí mismo sobre la diabetes

Cuanto más aprendemos sobre la diabetes mellitus, tanto más compleja parece ser. Disponemos de información básica capaz de ayudar a la persona diabética a hacer más sencilla este enfermedad tan compleja. Esa información puede presentarse en tres niveles: un nivel de supervivencia, que contiene suficiente información como para ayudar a la persona (o a la familia) en la realización de las tareas cotidianas; un nivel de gestión en el hogar, que incluye lo básico sobre casi todos los temas relacionados con la enfermedad, y finalmente un nivel de autogestión, que incluye lo que necesita saber para alcanzar una verdadera autogestión de la enfermedad. La autogestión implica tomar decisiones dentro de un programa que su médico ha desarrollado específicamente para usted.

Niveles de educación

Nivel de «supervivencia» básica

El nivel de educación para la supervivencia incluye qué medicación tomar, cuánto tomar y cuándo tomarla. Si se aplica sus propias inyecciones, se le enseñará a introducir la insulina en la jeringuilla, a aplicar la inyección y a cuidar de sus suministros y equipo. Se desarrollará un plan de comidas y se le preparará una lista de las alternativas alimentarias, las cantidades que debe comer y cuándo debería comerlas. Para seguir el control y para determinar si lo que está haciendo es correcto, controlará sus niveles de glucosa en sangre mediante una prueba de varilla. Si sus niveles de glucosa en sangre fueran de 250 mg/dl (14 mMol) o más, se le dirá que compruebe la orina para ver si hay cetonas, especialmente si ha estado enfermo o toma insulina. Puesto que los niveles de glucosa en sangre por debajo de lo normal pueden tener efectos secundarios sobre la administración de agentes hipoglucémicos orales o de la insulina, se le debería enseñar a reconocer el bajo nivel de azúcar y cómo tratarlo. Y, lo más importante de todo, se le enseñará cuándo debe ponerse en contacto con los profesionales de la salud y qué debe decirles.

Estos son los aspectos básicos y deberían quedar incluidos como parte de su programa de gestión antes de que abandone el hospital o en conjunción con sus visitas iniciales al médico en relación con la diabetes. Siempre debería esperar al menos este mínimo de educación relativa a su enfermedad.

Nivel de gestión en el hogar

La gestión en el hogar va más allá de los aspectos de la atención que hemos indicado antes. No sólo aprenderá más sobre la medicación que está recibiendo, sino que también recibirá una información más detallada acerca de los productos y suministros. Además, aprenderá acerca del ejercicio y de la parte integral que juega en su programa. Es posible que su profesional de la salud haya desarrollado para usted un programa concreto de ejercicios.

La higiene también constituye una parte necesaria de la atención de la gestión en el hogar. Eso afecta a la higiene del cabello, los dientes y la piel, con un énfasis específico en los pies para los adultos. Los pies son lo más castigado de todo y, en consecuencia, necesitan de un cuidado especial. Eso incluye el lavado y la inspección diaria, así como el ponerse calcetines limpios cada día. Se pueden evitar muchos problemas si en cuanto se detecta una infección en el pie o en la piel se informa inmediatamente al médico, antes de que la infección tenga una verdadera oportunidad de transformarse en un problema. A menos que tenga pliegues de piel profunda en los lados de las uñas, córtese las uñas en línea recta para impedir que estas se le introduzcan en la piel y puedan convertirse en un foco a infección. Evite las botellas de agua caliente, los acolchados calientes y los instrumentos agudos, y de ese modo protegerá sus delicados pies.

Aprenderá qué es lo que debe hacer cuando viaje, esté de vacaciones, cambie su estilo de vida o se ponga enfermo. Ciertos tipos de enfermedades vienen acompañadas por náuseas y vómitos; en tales ocasiones suele recomendarse tomar líquidos claros que contengan azúcar corriente, puesto que son absorbidos por el cuerpo con mayor facilidad y la energía aportada por las calorías también le ayuda a fortalecerse.

Es posible que tenga dificultades para adaptarse al hecho de que está enfermo de diabetes mellitus. La gestión en el hogar le guía para que aprenda a manejar ese ajuste. Quizá no se sienta con ganas de cuidar de sí mismo, o tenga problemas para conseguir el apoyo de su familia. Hablar con su familia le permitirá recibir ideas y sugerencias; descubra formas de ser apropiadamente afirmativo, descubra y utilice recursos que le asistan durante este período y otros de adaptación.

Aprender sorbe las complicaciones de la enfermedad no es algo que deba alterarlo, ya que se hace para ayudarle a tomar las decisiones apropiadas. Si se da cuenta de que tiene una infección en el dedo del pie, acuda al médico para que le ayude a que sus niveles de glucosa en sangre sean todo lo normales posible, para que le trate el dedo de forma inmediata, y pueda comer correctamente y cuidar de sí mismo; todo eso significará que el dedo del pie se curará con mayor rapidez. La información que reciba le ayudará a tomar las decisiones más apropiadas, en lugar de pensar: «Si voy a tener una complicación causada por la diabetes, ¿por qué tratar de hacer nada al respecto?».

Nivel de autogestión

El nivel de autogestión o informativo es el más desafiante de todos. Aprenderá no sólo cómo le afecta el estrés, sino que también aprenderá cosas sobre la sexualidad y la diabetes. Este nivel de información le ayuda a introducir alteraciones en su plan de autocuidados. Aprenderá a interpretar los registros para las pautas o para una lectura individual de la glucosa en sangre. El hecho de aprender a autogestionarse con seguridad también le permitirá sufrir el menor número posible de reacciones insulínicas y, no obstante, a ejercer el control más estricto de su diabetes.

Este nivel de información debe incluir material en profundidad, más detalles sobre lo que está ocurriendo y por qué. Pero lo mejor de todo es que incluye lo que se está haciendo y por qué, y cuál es el estado del progreso. Conocer es una cosa, pero tomar esa información y utilizarla para aumentar el control sobre la diabetes es otra muy distinta. Aprenderá en qué momentos no necesita dar máxima prioridad al control de su diabetes y, como consecuencia de ello, tendrá menos estrés, sus niveles de glucosa en sangre serán menos elevados y se sentirá mejor durante más tiempo.

Elegir un programa de educación

¿Cómo identificar un programa de educación de calidad? En el pasado, eso constituía un verdadero problema. En la actualidad, sin embargo, ha dejado de serlo porque se puede considerar que un programa es de alta calidad si ha pasado por los rigores del autoreconocimiento (un proceso desarrollado por la Asociación de Diabetes de Estados Unidos, en cooperación con el Consejo Nacional Asesor sobre la Diabetes). Este reconocimiento significa no sólo que el personal ha sido reconocido como «aceptable», sino también que el plan del programa, su contenido y proceso de evaluación han sido considerados como aptos dentro de unas ciertas guías específicas. La Asociación de Diabetes de Estados Unidos dispone de una lista de estos programas, que pueden obtenerse en la oficina nacional o en cualquier sucursal local.

En un programa de este tipo, uno o más miembros del personal son educadores homologados de diabetes (CDE). Un CDE ha pasado por el examen del consejo nacional y ha superado las calificaciones desarrolladas por la Asociación de Educadores sobre la Diabetes de Estados Unidos. La experiencia de la persona debe incluir 2.000 horas de práctica real durante por lo menos un período de dos años de experiencia en el campo de la educación sobre la diabetes, además de una puntuación suficiente y de un examen escrito. Eso, naturalmente, no significa que tal persona sea perfecta. Significa, simplemente, que cuenta con los conocimientos básicos sobre diabetes, acerca de cómo educar a otra persona y cómo evaluar el proceso de la educación del paciente para comprobar si se ha alcanzado o no el éxito.

Si su programa local y los miembros del personal que lo atienden no han obtenido todavía la certificación, anímelos a hacerlo así. Es posible que ya hayan iniciado el proceso de presentar la solicitud de reconocimiento y homologación. Para que un programa sea aceptado para su reconocimiento, tiene que incluir los siguientes temas:

Definición de la diabetes
Clasificación
Planificación de las comidas
Cuidado cotidiano del enfermo
Medicamentos
Ejercicio
Higiene
Viajes
Adaptación psicológica
Nuevos desarrollos
Cetoacidosis diabética
Neuropatía
Hipoglucemia
Macroangiopatía
Retinopatía
Nefropatía

¿Cómo puede ayudarle la educación?

La educación puede ayudarle a reconocer si está recibiendo el tratamiento más moderno y actualizado. Le ayudará también a tomar decisiones de una forma cotidiana, así como a saber cuándo debería llamar al profesional de la salud que lo atiende, y cuándo no es necesario llamarlo. La educación le ayudará a sentirse más seguro de sí mismo en sus prácticas cotidianas de autocuidado. Como quiera que conocerá cuáles son los recursos a nivel local y nacional, si tiene una pregunta que plantear o necesita de un servicio no habrá necesidad de perder un tiempo valioso en buscar un recurso.

La educación también puede ayudar a su familia y amigos, que también tienen que adaptarse. Si no se adaptan, quizá se sienta usted rechazado o insuficientemente apoyado de la forma que pudiera ser más beneficiosa. Si su familia y amigos aprenden sobre diabetes, no se sentirán como si tuvieran que «caminar pisando huevos» cuando están a su lado. No tendrán que preguntarle si puede hacer esto o aquello, si puede comer esto o lo otro. También es cierto que, puesto que saben lo que usted debería hacer, pueden utilizar esa información para incordiarle. Pero si han permanecido realmente atentos en la clase y en las sesiones de grupo, también sabrán que incordiar al paciente no es la mejor forma de hacer las cosas. Sabrán cómo apoyarle mejor en su empeño de mantenerse sano. De hecho, hasta es muy posible que ellos mismos disfruten de una mejor salud al seguir las instrucciones para el tipo de programa de cuidado de la salud que se le pedirá que siga. Además, dos cabezas piensan mejor que una así que, cuando surja una pregunta, podrá comprobar con un miembro de la familia para ver si ha comprendido la información transmitida en la clase de la misma forma que la ha comprendido usted.

Y, lo más importante de todo, debería darse cuenta de que no está solo y de que hay muchas personas interesadas en su bienestar. Obtener una buena educación acerca de su diabetes es un aspecto esencial para usted y su familia. Exíjala y utilícela.

5. Planificación de las comidas

La planificación de las comidas supone aprender a elegir los alimentos y a comer las cantidades apropiadas de los mismos. La llamada dieta diabética no es diferente a la dieta que debiera seguir toda persona sana. Incluye mucha fruta y verdura, carne magra, pollo y pescado, panes y cereales de grano entero y productos lácteos con bajo contenido en grasas. Las proporciones recomendadas son del 30 por ciento o menos de grasas, del 12 al 20 por ciento de proteínas, y el resto de hidratos de carbono simples (llamados también azúcar simple) e hidratos de carbono complejos (como cereales, frutas y verduras). (Véase el Apéndice A para encontrar ayuda acerca de la evaluación de su propia ingesta dietética.) (Nota: el principal factor a la hora de restringir los azúcares simples, como por ejemplo el azúcar de mesa, la miel y las melazas, es el problema de la incapacidad del cuerpo para hacer llegar a tiempo la insulina a las células, de modo que pueda penetrar en éstas la glucosa [o producto de la descomposición del azúcar].)

Guías básicas para comer

Nos pasamos buena parte de nuestra vida planificando lo que vamos a comer, preparando la comida e ingiriéndola. Para que la comida sea absorbida, tiene que descomponerse en partículas diminutas. Cuando más simple sea el alimento, tanto más fácil será de absorber. De hecho, unas pocas cucharadas de miel ingeridas por vía oral se absorben casi con tanta rapidez como la glucosa administrada por la vena. Estas partículas diminutas pueden ser cambiadas completamente en glucosa y tener poco valor nutritivo, si es que tienen alguno, o pueden contener variadas cantidades de proteínas, grasas, vitaminas y minerales. Sea cual fuere la «partícula alimentaria», la forma básica de almacenamiento es la glucosa.

Las tres fuentes alimentarias básicas son los hidratos de carbono para la obtención de energía; las proteínas para el crecimiento y la reparación celular; las grasas para el calor y como fuente alternativa de energía. Todas estas fuentes alimentarias se pueden cambiar, hasta cierto punto, en glucosa de hidrato de carbono, pero ninguna de ellas, ni siquiera los hidratos de carbono, se puede cambiar para convertirse en proteína. Los hidratos de carbono se pueden almacenar como grasas (triglicéridos), pero las grasas no se pueden almacenar como hidratos de carbono a menos que hayan sido descompuestas en partes que incluyan algo de glucosa.

Se recomienda que las personas con diabetes sigan una dieta bien equilibrada a base de alimentos nutritivos que tengan los nutrientes apropiados, en lugar de azúcares simples que tengan pocos nutrientes importantes, si es que tienen alguno. Comer las porciones designadas de estos alimentos en los momentos apropiados, ayudará a controlar el nivel de azúcar en sangre y a mantener el peso del cuerpo en proporción con la altura de la persona. Puesto que la grasa contiene una fuente concentrada de calorías, debería comerse en cantidades muy limitadas. Para ayudar a mantener el peso o perderlo, si fuera necesario, la ingesta de alimentos debe ser distribuida a lo largo del día en frecuentes comidas y bocados pequeños. Eso adquiere a menudo la pauta de tres comidas principales y varios bocados intermedios. Las proteínas, el grupo alimentario que se absorbe con mayor lentitud, también debería ser distribuido apropiadamente a lo largo del día, para mantener los niveles de glucosa en sangre. Para ayudar a la digestión y al adecuado índice de absorción alimentaria, se recomienda ingerir un elevado contenido en fibra. Los alimentos con alto contenido en fibra incluyen los panes y cereales de grano entero, las frutas y las verduras.

La dieta del diabético debería estar compuesta por lo tanto de alimentos nutritivos que contengan las vitaminas y minerales necesarios, los hidratos de carbono, las proteínas y las grasas, acompañado todo por una adecuada ingesta de agua. (Véase el Apéndice B para Raciones Dietéticas Recomendadas.)

Hidratos de carbono

Los hidratos de carbono son la fuente de combustible del cuerpo, al que dan energía para mantenerse activo y realizar sus actividades metabólicas cotidianas. Los hidratos de carbono contienen cuatro calorías por gramo de peso. Los hidratos de carbono simples se encuentran en los azúcares simples, como el azúcar de mesa, la miel, el jarabe de maíz, el sorgo, el azúcar de los dátiles, las melazas, el azúcar moreno, el azúcar en polvo, el azúcar turbinado y cualquier otra sustancia que termine en «osa» (como por ejemplo glucosa y fructosa).

Los hidratos de carbono complejos se encuentran en cereales, panes, pastas y verduras. La fruta contiene hidratos de carbono tanto simples como complejos. Los simples se digieren con rapidez y los complejos se digieren con algo más de lentitud.

Grasas

La grasa contiene una fuente más concentrada de calorías (con nueve calorías por gramo) que los hidratos de carbono o las proteínas. También contienen vitaminas e importantes ácidos grasos esenciales. Entre los ejemplos de alimentos grasos se incluyen: mantequilla y margarina, crema, aderezos de ensaladas, aceites y manteca. Algunos alimentos, como los aguacates, olivas y ciertos frutos secos contienen grandes cantidades de grasa.

En el lenguaje de las grasas hay cinco términos que debería conocer (véase cuadro 5-1). La Asociación Cardiaca de Estados Unidos recomienda el consumo de grasas monoinsaturadas para controlar la enfermedad cardiaca.

El colesterol es un alcohol similar a la grasa que se encuentra en las grasas y aceites animales. La mayor parte se desarrolla en el hígado, pero también puede ser absorbido a partir de la dieta. Al colesterol se le acusa de muchas de las enfermedades cardiacas de nuestra cultura. La investigación reciente indica que el mayor cul-

CUADRO 5-1
Tipos de grasas dietéticas

Tipo de grasa	Aspecto a temperatura ambiente	Ejemplo
Saturada	Sólido	Mantequilla, manteca
Monoinsaturada	Líquido	Aceite de oliva
Poliinsaturada	Líquido	Aceite de maíz, aceite de cártamo
Colesterol	Sólido (líquido al calentarlo)	Alimentos derivados de animales
Triglicéridos*		

* Los triglicéridos, como indica su nombre, están compuestos por tres ácidos grasos unidos por un hidrato de carbono, alcohol de azúcar (glicerol).

pable es una de las grasas del colesterol es el colesterol lipoproteínico de baja densidad (LDL). El colesterol lipoproteínico de alta densidad (HDL) es el «chico bueno de la película». La presencia de triglicéridos en el cuerpo se ve afectada por el colesterol y la grasa saturada que contenga la dieta. Cuando el azúcar en sangre es bajo, el nivel de triglicéridos también suele ser bajo.

Proteínas

Las proteínas tienen cuatro calorías por gramo y son los alimentos que se absorben con mayor lentitud. Hasta principios de la década de 1980 se consideraba que las grasas formaban el grupo alimentario de absorción más lenta. La investigación llevada a cabo en una universidad estadounidense de la costa Este determinó lo contrario. Las proteínas tienen una capacidad superior al 50 por ciento de ser transformadas en glucosa. Mientras que las grasas tienen que transformarse en cuerpos de cetona antes de ser utilizadas como fuente de energía, las proteínas sólo necesitan transformarse en glucosa.

Todas las fuentes animales contienen proteínas. Se incluyen los productos lácteos, las carnes y el pescado. Las fuentes vegetales también contienen proteína, pero en cantidades variadas. Los granos también contienen proteínas.

Otros nutrientes

También existen otros nutrientes que son importantes para satisfacer las necesidades del cuerpo humano. Los nutrientes se encuentran tanto en los minerales (como el hierro y el calcio) como en las vitaminas (por ejemplo las vitaminas A, B_1, B_2, B_3, C, D, etcétera). Junto con los tres grupos alimentarios, los nutrientes se necesitan como fuente de energía y se utilizan para el crecimiento y la reparación del tejido corporal. Aunque se necesitan aproximadamente unos cincuenta nutrientes para el crecimiento y el desarrollo diarios, aquí sólo veremos unas pocas de las vitaminas y los minerales más importantes.

El hierro es que el transporta el oxígeno a los tejidos del cuerpo. La anemia se evita mediante la inclusión de una cantidad adecuada de hierro en la dieta. El calcio se utiliza para construir huesos y dientes fuertes; también se utiliza en la contracción y relajación muscular, y para un funcionamiento adecuado de los nervios. La vitamina A es conocida por el papel que juega para promover una buena visión. También juega un papel importante, aunque menor, en mantener en buenas condiciones la piel y las membranas mucosas.

La vitamina B_1 ayuda a la digestión y al funcionamiento muscular y nervioso. La vitamina B_2 ayuda a promover una piel y unas membranas mucosas saludables, así como una vitalidad general. La B_3 ayuda en la digestión, y mantiene los nervios y la piel en buenas condiciones. La vitamina C cumple muchos más papeles de lo que se creía antes. Ayuda no sólo en los procesos de curación, sino también a mantener unas encías, huesos, tejidos, sangre y vasos sanguíneos saludables. La vitamina D ayuda en la utilización del calcio y en el mantenimiento de unos huesos sanos.

Planificación básica de la comida

La planificación de las comidas se hace para ayudarle y no para que suponga un obstáculo. Debe ser individualizada para satisfacer sus necesidades particulares, deseos y estilo de vida, y debe estar organizada dentro de los límites de su problema de salud concreto. El plan tiene que satisfacer el nivel calórico de su actividad diaria, a menos que tenga usted sobrepeso, en cuyo caso tendrá que reducir su ingesta calórica en relación con las calorías que quema en su actividad cotidiana (con un objetivo de pérdida de peso máximo de tres cuartos a un kilo por semana).

Las tres cosas más importantes que hay que tener en cuenta son las siguientes:

1. Asegúrese de que obtiene la nutrición que necesita para satisfacer sus demandas energéticas.
2. Los alimentos deben ser distribuidos a lo largo de todo el día de modo que el cuerpo no se vea abrumado en ningún momento.
3. La pauta de alimentación y las cantidades ingeridas deben ser consistentes, a menos que un mayor o menor uso de energía exija a su vez una cantidad mayor o menos de ingestión de alimentos.

El propósito de planificar de las comidas es el de ayudarle a alcanzar estos tres importantes objetivos.

Se puede desarrollar una planificación de las comidas utilizando una variedad de métodos. Para calcular el peso ideal del cuerpo para una mujer, tome la altura, como por ejemplo 1,62 m y calcule 50 kilos para el primer 1,50 m y luego medio kilo por cada centímetro que supere esa cifra. Así pues, para 1,62 m de altura serían: $50 + (0,5 \times 12) = 56$ kilos, más o menos un 10% para adaptarse a las diferencias de estructura ósea (si se tienen los huesos grandes o pequeños). Para los varones, se calculan 53 kilos de peso para el primer 1,50 m de estatura y luego se añaden tres kilos por cada 2,5 centímetros de altura por encima del 1,50 m. En el caso de un varón que tenga, por ejemplo, 1,80 m de altura, su peso ideal sería 53

+ ([30/2,5] = 12 x 3 = 36) = 89 kilos de peso, más o menos un 10% en función de su estructura ósea.

La ingesta dietética media recomendada es de 20-30 calorías por kilogramo, dependiendo de que sea usted varón o mujer, y activo o inactivo. Una mujer embarazada necesita hasta 39 calorías por kilo de peso, especialmente durante el último trimestre; las madres que amamantan a sus hijos también necesitan esta misma cantidad. Un niño necesita aproximadamente 110 calorías por kilo, y un niño en edad escolar necesita 60 calorías o más.

Estas calorías tienen que estar distribuidas durante el día siguiendo una pauta de tres comidas y de uno a tres bocados ligeros entre las comidas. Como quiera que sus estómagos son demasiado pequeños como para contener grandes cantidades de comida, y como tienen limitada su capacidad para almacenar glucosa, debido a su tamaño, lo más apropiado para los niños es que tomen algún alimento cada dos o tres horas. A medida que crecen, los niños necesitan un aumento de la ingesta calórica para satisfacer sus necesidades. Esta se puede calcular científicamente con un cuadro o cálculo matemático. También se puede hacer observando cuándo come el niño más de lo planificado en el plan de comidas básicas calculado en la consulta o el hospital, para luego aumentar el plan total de comida en una cifra extra de calorías (habitualmente en incrementos de 100 o 200 calorías).

El objetivo de cualquier plan de comidas es el de satisfacer las necesidades calóricas y nutritivas con alimentos de alto contenido en fibra, bajo contenido en grasas, y pocos o ningún dulce concentrado. El plan de comidas debería ser alterado en función de los cambios en crecimiento, nivel de actividad y estilo de vida.

Los tres principales enfoques al plan de comidas son mantenimiento constante de las cantidades de hidratos de carbono, las listas de intercambio (compuestas por seis grupos alimentarios; véase el Apéndice C) y los puntos de alimentos (véanse los Apéndices D y E). Mantener constantes las cantidades de hidratos de carbono significa que se le pide a una persona que coma tantos alimentos de hidratos de carbono como sean equivalentes a un cierto número de hidratos de carbono. Se ponen pocas restricciones sobre las grasas y las proteínas aparte de seguir la recomendada ingesta dietética de un 12-15 por ciento de proteínas y un 30 por ciento o menos de grasas, y el resto de hidratos de carbono. Las listas de intercambio se incluyen con detalle en los apéndices.

El sistema de puntos de comida fue planificado por primera vez para una población que no era de habla inglesa. Puede utilizarse para planificar una cierta cantidad de hidratos de carbono, proteínas, grasas, principales vitaminas y minerales, colesterol, sodio y calorías. Utilizamos un sistema de calorías en el que 75 calorías equivalen a un punto. La comida se distribuye a lo largo de todo el día, en raciones de servicio. Algunas de las distribuciones más comunes se indican en el cuadro 5-2.

Necesidades especiales

Si se necesita perder peso, habrá que cambiar el plan de comidas. Se necesita el equivalente de simplemente una rebanada más de pan al día para aumentar medio kilo de peso en un mes. La pérdida de peso exige por lo tanto tener en cuenta las siguientes reglas:

1. La ingesta tiene que ser menor que el gasto de energía.
2. La ingesta tiene que estar distribuida a lo largo del día.
3. La ingesta de alimentos debe limitarse a las horas diurnas y los alimentos no deben comerse después de dos o tres horas antes de acostarse, a menos que la persona tome insulina (en cuyo caso debería tomar un bocado antes de acostarse).
4. Es recomendable tomar un suplemento vitamínico si el nivel total de calorías está por debajo de las 1.200 calorías al día. (Cualquier plan por debajo de este nivel tendrá dificultad para satisfacer las necesidades diarias recomendadas de vitaminas y minerales.)
5. Las dietas de proteína líquida sólo son recomendables para una persona con mucho exceso de peso, y cualquier persona que utilice estos productos debería ser estrechamente supervisada por un médico.
6. Se tiene que poner en práctica un programa de ejercicios a realizar diariamente o en días alternos.

CUADRO 5-2
**Distribución estándar de calorías por puntos
3 comidas y 3 bocados intermedios**

Calorías	Puntos por calorías	Desayuno 4/18	Bocado matinal 1/18	Almuerzo 5/18	Bocado tarde 2/18	Cena 5/18	Bocado nocturno 1/18
			(del total de ingesta de calorías)				
1.000	13,5	3	1	3,5	1,5	3,5	1
1.200	16	3,5	1	4,5	1,5	4,5	1
1.400	18,5	4	1	5	2	5,5	1
1.600	21,5	5	1	6	2	6	1,5
1.800	24	5,5	1,5	6,5	2,5	6,5	1,5
2.000	26,5	6	1,5	7	3	7	2
2.500	33,5	7,5	2	9	3,5	9,5	2
3.000	40	9	2	11	4,5	11,5	2

La elevación en los niveles de colesterol o de triglicéridos exige un control cuidadoso y la restricción en la ingesta de grasas (y, especialmente en los triglicéridos, restricción en el consumo de alcohol). Una vez más el ejercicio es útil en ambos casos. Para los problemas con los triglicéridos, es muy útil normalizar los niveles de glucosa en sangre. Si la hiperlipidemia (alto contenido de grasas en la sangre) fuera un problema genético antes que dietético, el médico recetará una medicación apropiada que contribuya a la normalización de los niveles de colesterol y/o triglicéridos.

La hipertensión (alta presión sanguínea) puede exigir una disminución en la ingesta de sal. Este problema puede deberse a una enfermedad renal de origen diabético o a otros factores, como la edad y el peso. Si tiene complicaciones a causa de la diabetes, es posible que la hipertensión las agrave. En cualquier caso, la normalización de su presión arterial se consigue tomando la medicación recetada por su médico y comiendo de forma nutritiva, tanto por lo que se refiere a las cantidades como a los alimentos que elija. Aleje el salero de la mesa, procure no comer alimentos salados como perritos calientes, bocados mientras ve la televisión, la mayoría de las sopas enlatadas y patatas fritas de bolsa. Aunque se pueden utilizar sustitutos de la sal, los alimentos frescos suelen contener suficiente cloruro de sodio (sal de mesa) como para satisfacer las necesidades del cuerpo.

Prevenir la hipoglucemia significa que necesita continuamente encima alguna forma de azúcar simple o alimento azucarado. Los alimentos preferibles pueden ser frutos secos o paquetes preprocesados de crackers. También es útil tener a mano barritas de Granola o pequeñas latas de zumo. Estos alimentos se pueden utilizar cuando se produce un aumento inesperado del nivel de actividad, para una actividad extra previamente planificada o cuando unos niveles bajos de glucosa en sangre necesitan tratamiento (es decir, cuando el azúcar en sangre es superior a 40 mg/dl [2 mMol]). Por debajo de ese nivel se necesita azúcar simple.

La ingesta de alimentos durante una enfermedad varía. Si alguien experimenta náuseas, con o sin vómitos, necesitará tomar líquidos claros. Algunos profesionales de la salud recomiendan que los líquidos claros no contengan nada de azúcar mientras los niveles de glucosa en sangre no hayan bajado de los 300 mg/dl (17 mMol). Otros dicen que se necesitan calorías para las exigencias energéticas que supone combatir contra la enfermedad, administrándose suplementos de insulina para compensar la elevación de los niveles de azúcar en sangre. Casi todos los médicos están de acuerdo en que durante una enfermedad acompañada de náuseas, vómitos y diarrea, un paciente con niveles de glucosa en sangre alrededor de los 200 mg/dl (11 mMol) o menos necesita tomar líquidos claros que contengan azúcar durante veinticuatro a cuarenta y ocho horas. A partir de ahí, la persona puede pasar a comer crackers y pan tostado seco. Si se toleran los crackers y el pan tostado, se pueden probar sopas y otros alimentos ligeros.

Si disminuye el nivel de actividad, se necesitarán menos calorías totales. En el caso de una enfermedad, la recomendación habitual es tomar un 20 por ciento menos del total de calorías de las que necesita normalmente en un día activo. Este nivel aumentará cuando la actividad vuelva a su nivel normal. Los principios que debe recordar son los siguientes:

1. Cuando el cuerpo está en descanso, necesita menos calorías.
2. Los alimentos simples son más fáciles de digerir.
3. Debe estimularse la ingesta de fluidos (bebidas no calóricas o con bajo contenido en calorías), a menos que existan náuseas, vómitos y diarrea.
4. Si tiene dudas consulte con su profesional de la salud.

Cada cambio diferente en el nivel de salud o de actividad necesita de una atención individual en el momento en que se produce el cambio. Si no ha sido educado para efectuar los cambios apropiados, póngase en contacto con su profesional de la salud y pídale consejo.

6. Medicación para la diabetes

Muchas personas que tienen diabetes mellitus necesitan uno o dos tipos de medicación para controlar sus niveles de glucosa en sangre. Uno tipo de medicación ayuda en el uso y disponibilidad de la insulina, mientras que el otro sustituye la perdida capacidad del cuerpo para fabricarla. La elección depende de la respuesta del cuerpo. Para personas con diabetes del tipo II, si los niveles medios de glucosa en sangre son superiores a los 150 mg/dl (8 mMol), se necesitará un agente hipoglucémico oral. Necesitará este tipo de medicación para la diabetes (véase cuadro 6-1), a menos que cuanto sucede en su cuerpo lo aconseje de otro (como por ejemplo si es incapaz o no está dispuesto a perder peso, o si su azúcar en sangre es elevado a pesar de la pérdida de peso.

Si el agente oral que se utiliza no es efectivo en su dosis máxima (es decir, si es incapaz de hacer descender los azúcares en sangre por debajo de los 180 mg/dl [10 mMol]), necesitará tomar insulina. En algunos casos se combinan la insulina y un agente hipoglucémico oral de segunda generación.

Agentes hipoglucémicos orales

Los agentes hipoglucémicos orales no son «píldoras» de insulina, sino medicamentos en polvo, comprimidos, que parecen afectar a la capacidad de fabricar insulina de las células beta del páncreas, estimulan la formación de los lugares receptores en las células, corrigen algunos defectos posreceptores en el interior de las células y tienen un efecto sobre la producción de glucosa por parte del hígado (producción de glucosa hepática).

CUADRO 6-1
Agentes hipoglucémicos orales

Medicamentos de primera generación:

Tolbutamida	(Orinasa)
Acetohexamida	(Dymelor)
Tolazamida	(Tolinasa)
Clorpropamida	(Diabinasa)

Medicamentos de segunda generación:

Gliburide	(Micronasa, DiaBeta, Glinasa)
Glipizide	(Glucotrol, Glucotrol XL)

Tiene que disponer de cierta capacidad para producir insulina para poder responder a un agente oral. Si su cuerpo no fabrica suficiente insulina o las células de su cuerpo no son capaces de utilizar correctamente la insulina que fabrica, y si no fuera efectivo el control simple de la ingesta dietética (o el acercar su peso corporal a lo normal), probablemente necesitará de un agente oral que le ayude a controlar sus niveles de glucosa en sangre. Si esto no funciona en su caso, entonces tendrá que seguir otra alternativa de medicación.

Muchas personas creen que si toman las píldoras no necesitan vigilar su ingesta dietética. Eso no es cierto. Tienen que seguir tomando comidas espaciadas y uno o dos bocados intermedios al día, y seguir todos los demás aspectos de su programa de autocuidado. También es importante comprobar sus niveles de glucosa en sangre para estar seguro de que la medicación funciona lo bastante bien como para satisfacer el objetivo de mantener los niveles de glucosa en sangre antes de la comida entre 70-110 mg/dl (4-6 mMol) y los niveles posteriores a la comida (posprandial) inferiores a 150 mg/dl (8 mMol), o por lo menos inferiores a los 180 mg/dl (10 mMol).

También tiene que conocer los efectos secundarios de los agentes orales. Estos son hipoglucemia (bajo nivel de azúcar en sangre), náuseas y vómitos. Se ha informado de casos de amarilleo de la piel (ictericia) y de pruritos cutáneos. Estos efectos secundarios ocurren en menos del uno por ciento de las personas que toman estos medicamentos, excepto en el caso de la hipoglucemia.

Necesita estar familiarizado con la interacción de su medicación para la diabetes con cualquier otro medicamento que pueda estar tomando. Beber alcohol mientras toma clorpropamida puede tener como consecuencia un tipo de reacción Antabuse (enrojecimiento de la piel, náuseas y vómitos). Con los agentes hipoglucémicos orales de primera generación, tomar cualquier otro medicamento en el mismo día puede provocar que tal medicamento o los agentes orales funcionen con mayor o menor efectividad. Entre los medicamentos capaces de interactuar con estos agentes se encuentran los anticoagulantes, las píldoras para el control de la natalidad, los diuréticos, los esteroides y el Dilantin (que eleva el azúcar en sangre), así como algunos que disminuyen el azúcar en sangre, incluida la aspirina y algunos medicamentos utilizados para tratar la presión arterial alta (como el Inderal). Los agentes orales no se recetan para niños, mujeres embarazadas o que amamantan a sus hijos. Si está enfermo o tiene que someterse a cirugía, el médico quizá prefiera administrarle insulina durante un cierto período de tiempo. También necesitará familiarizarse con la acción diluida en el tiempo de los agentes hipoglucémicos orales. Eso le permite predecir o determinar el potencial para que se produzcan episodios hipoglucémicos.

Agentes de acción corta

Sólo hay un agente oral de acción corta. Se llama tolbutamida (nombre genérico) u Orinasa (nombre de marca). Si el médico incluye el nombre genérico en la receta, a menudo recibirá el mismo producto a su coste más bajo. La píldora genérica se encuentra en pastillas de 500 mg en las compañías farmacéuticas Barr, Danbury, Lederle y Zenith. Empieza a funcionar en el término de una hora y su período medio de uso es de 5,6 horas; el tiempo total durante el que funciona en el cuerpo es aproximadamente de 6 a 12 horas. La dosis recomendada no es superior a los tres gramos diarios (o seis pastillas de 500 mg).

Agentes de acción intermedia

Los agentes orales de acción intermedia son la acetohexamida (Dimelor) y la tolazamida (Tolinasa) de la primera generación, y la glipizida (Glucotrol) y la gliburida (Micronasa o DiaBeta) de la segunda generación (véase cuadro 6-1). Las pastillas de primera generación fueron experimentadas y puestas en el mercado en las décadas de 1950 y 1960. Las de segunda generación fueron experimentadas en Estados Unidos y puestas en el mercado en las décadas de 1970 y 1980.

ACETOHEXAMIDA (DIMELOR). La acetohexamida (Dimelor) se presenta en pastillas de 250 mg y 500 mg y son comercializadas por la empresa farmacéutica Eli Lilly. Esta medicación empieza a funcionar aproximadamente en una hora y la mitad de su utilidad se alcanza a las cinco horas. Dura en el cuerpo aproximadamente de diez a catorce horas. La dosis máxima recomendada es de 1,5 gramos al día (seis pastillas de 250 mg o tres pastillas de 500 mg). Si tiene problemas con un funcionamiento inadecuado de los riñones, no será ésta la medicación que le recomendará su médico.

TOLAZAMIDA (TOLINASA). La tolazamida (Tolinasa) es un agente oral que se absorbe más lentamente (su acción tarda en producirse de cuatro a seis horas). Si tiene tendencia a absorber la comida lentamente, este sería el agente oral que probablemente le recomendarán. Se presenta en pastillas de 100 mg, 250 mg y 500 mg y es fabricado por la empresa Upjohn. La mitad de la utilidad de este medicamento en su cuerpo se produce en el término aproximado de siete horas. La dosis máxima recomendada es de un gramo diario (diez pastillas de 100 mg, cuatro pastillas de 250 mg o dos pastillas de 500 mg). Este producto también se encuentra como genérico en las empresas Barr, Danbury, Lederle y Zenith.

GLIBURIDE. El gliburide es un producto comercializado por la empresa Upjohn (Micronasa y Glinasa) y por la empresa Hoechst-Roussel (DiaBeta). Las pastillas son de 1,25 mg, 2,5 mg y 5 mg. La dosis máxima recomendada es de 20 mg/día. La glinasa es un medicamento más bioactivo (es decir, funciona ligeramente mejor). Se encuentra en pastillas de 3 mg y de 6 mg. Estas pastillas se parten con facilidad en dos trozos. Como sucede con cualquier otro agente oral de acción intermedia, las dosis suelen dividirse (algo antes del desayuno y algo antes de la cena) cuando se necesitan 10 mg o más de medicación al día. El inicio de la acción se produce a las 1,5 horas y su duración total es de unas 24 horas. La mitad útil de la medicación puede alcanzarse en cualquier momento alrededor de las 3,2 horas para parte de su acción química, y hasta las 10 horas para el resto de su vida media. La mitad de esta medicación se excreta en la orina y la otra mitad a través de la bilis, en el hígado, pero aún se aconseja llevar cuidado en su consumo por parte de los ancianos.

GLIPZIDE (GLUCOTROL). El glipzide (Glucotrol) es una pastilla de 5 mg o 10 mg desarrollada por Pfizer, pero comercializada por la empresa Roerig. Se ha documentado que se absorbe más lentamente, pero su acción se inicia una hora después de ser ingerida. La vida media es de 3,5 a 6 horas, y puede permanecer activa en el cuerpo desde 12 a 16 horas. Se recomienda que no se ingieran más de 40 mg al día y que la medicación se tome con el estómago vacío (es decir, unos treinta minutos antes de una comida). Si se necesitaran más de 15 mg, la dosis debería dividirse. El Glucotrol XL ha sido comercializado más recientemente. El XL significa «vida ampliada», o medicación de duración más prolongada. La dosis máxima del Glucotrol XL es de 20 mg. Aunque esta medicación adquiere una forma inactiva en el hígado, se recomienda precaución en su consumo por parte de los ancianos.

Agentes de actuación prolongada

Sólo existe un agente oral de acción prolongada. Esta medicación es también de primera generación y no debería ser utilizada por nadie que tenga problemas de funcionamiento renal o de retención de fluidos. Los ancianos también deben usarla con precaución. La clorpropamida (Diabinasa) es un producto de la empresa Pfizer. Se encuentra en pastillas de 100 mg y 250 mg. La dosis máxima recomendada es de 500 mg diarios (cinco pastillas de 100 mg o dos de 250 mg). Tiene la vida media más prolongada, con treinta y cinco horas de duración, pero su acción se inicia aproximadamente una hora después de ser ingerida. La duración de esta medicación en el cuerpo es de alrededor de setenta y dos horas. Un tipo de efecto secundario antidiurético puede producir retención de líquidos y bajos niveles de sal (sodio) en el cuerpo.

Recomendaciones generales

Los agentes hipoglucémicos orales ocupan su lugar en el control médico de la diabetes, pero cuando el azúcar en sangre no es controlado por la máxima cantidad recomendada de la medicación, no queda otro recurso que administrar la insulina, que salva la vida. Si se toma más cantidad de la recomendada del agente oral, es muy posible que la persona pueda ponerse bastante enferma.

Insulina

Antes de que se descubriera la insulina, un niño que tuviera diabetes podía tener una esperanza de vida de sólo dos años más por término medio, a partir del momento del diagnóstico. La insulina fue químicamente extraída por primera vez de los páncreas de los animales, pero la insulina humana se puede producir ahora semisintéticamente a partir de la insulina del cerdo, o mediante ingeniería biológica, utilizando la tecnología del ADN recombinante. Estas formas de insulina (animal, semisintética y biosintética) se encuentran en las estanterías de las farmacias. A medida que se dispone de mayores cantidades de insulina semisintética y obtenida por ingeniería biológica, se utilizará menos y menos insulina derivada de los animales (altamente purificada del cerdo o de la vaca o una mezcla de cerdo/vaca).

Lo mismo que los agentes hipoglucémicos orales, la insulina se encuentra en formas de acción corta, intermedia y prolongada (véase cuadro 6-2). Lente (L) es una insulina premezclada, cristalina, de acción intermedia. La forma de acción corta de este tipo de insulina se llama Semilente (S) y contiene numerosos cristales pequeños. La forma de acción prolongada, Ultralente (U), contiene un número más pequeño de cristales, pero son de tamaño más grande. La insulina Lente es una mezcla de dos tipos (un 30 por ciento de Semilente y un 70 por ciento de Ultralente), pero debido al inicio más lento de la acción de la insulina Semilente, se mezcla a menudo con una insulina de acción corta (o de acción rápida, o Regular) para lograr que la acción se inicie más rápidamente al mismo tiempo que se consigue una acción prolongada.

CUADRO 6-2
Lista de insulinas

Insulinas de Eli Lilly

Tipo de insulina	Fuente
De acción corta (Acción terapéutica: inicio en 15-30 minutos, pico en 2-4 horas, duración 6-8 horas)	
Iletin II R	Cerdo (purificada)
Iletin I R	Cerdo y vaca
Humulin R	Humana
Humulin BR	Humana (para paperas)
Acción intermedia (Acción terapéutica: inicio en 2 horas, pico en 4-12 horas, duración 10-14 horas)	
Iletin I N	Cerdo y vaca
Iletin II N	Cerdo (purificada)
Humulin N	Humana
(Acción terapéutica: inicio en 2 horas, pico en 8-12 horas, duración 12-16 horas)	
Iletin I N	Cerdo y vaca
Iletin II N	Cerdo (purificada)
Humulin N	Humana
De acción prolongada (Acción terapéutica: inicio en 8 horas, pico en 18 horas, duración 24-36 horas)	
Iletin I U	Humana

(Acción terapéutica: inicio en 15-30 minutos/2 horas, pico en 2-12 horas, duración 6-12 horas) (Humulin 70/30 es una mezcla de un 30% de Regular y un 70% de NPH; 50/50 es una mezcla de un 50% de Regular y un 50% de NPH)

Tipo de insulina	Fuente
Humulin 70/30	Humana
Humulin 50/50	Humana

Insulinas Novo-Nordisk

De acción corta (Acción terapéutica: inicio en 15-30 minutos, pico en 2-4 horas, duración 6-8 horas)

Regular	Cerdo (purificada)
Novolin R	Humana

Acción intermedia (Acción terapéutica: inicio en 2 horas, pico en 4-12 horas, duración 10-14 horas)

NPH	Vaca y cerdo (purificada)
Novolin N	Humana

(Acción terapéutica: inicio en 2 horas, pico en 8-12 horas, duración 12-16 horas)

Lente	Vaca
Novolin L	Humana
Tipo de insulina	Fuente

Acción prolongada (Acción terapéutica: inicio en 8 horas, pico en 18 horas, duración 24-36 horas)

Ultralente	Vaca

(Acción terapéutica: inicio en 15-30 minutos/2 horas, pico en 2-12 horas, duración 6-12 horas) (Todas son mezclas de un 30% de Regular y un 70% de NPH)

Novolin 70/30	Humana

Cuando se añade una proteína llamada protamina a la insulina de acción corta se convierte en NPH (Protamina Neutral Hagedorn [N]), una insulina de acción intermedia. La insulina del futuro (llamada insulina de diseño o «a la medida») tendrá cambiada la secuencia de algunas de las proteínas en la cadena de la insulina. Esto tendrá como resultado cambiar el efecto del tiempo de acción de la insulina.

Los principales efectos secundarios que pueden producirse al tomar insulina son los siguientes:

Bajo contenido de azúcar en sangre.

Hipoglucemia (también llamada reacción insulínica o choque insulínico).

Lipodistrofia (un cambio en el tejido graso bajo la piel).

Hipertrofia (una zona dilatada como consecuencia de recibir la inyección en el mismo lugar durante demasiado tiempo).

Atrofia (una zona hundida, como respuesta a la insulina y su agente diluyente; se ha observado con menor frecuencia con la introducción de la insulina humana).

Otros efectos secundarios pueden ser un prurito en el lugar donde se aplica la inyección, o un prurito generalizado en todo el cuerpo. No obstante, tanto estos como otros efectos secundarios raras veces se notan.

En Estados Unidos se dispone de insulina en una concentración de 100 unidades por 1 cc, llamada U100 (o la raras veces usada U40). Para propósitos especiales, como la investigación, se dispone de U400 y de U500. La mayoría de los demás países se encuentran actualmente en proceso de convertir la insulina de que disponen en la forma U100. (Nota: es posible que en otras partes del mundo se encuentre más fácilmente la insulina U40 o la U80).

Si un niño o adulto fuera extremadamente sensible a los cambios insulínicos, la insulina se puede diluir hasta U50 (una dilución del 1:1) o U25 (una dilución 1:3, es decir, una parte de insulina por tres partes de fluido diluyente). Eso permite cambios en la dosificación de la insulina en unidades de 1/4 o de 1/2, en lugar de 1 unidad. Las jeringuillas, como la de 50 unidades (o la jeringuilla de 30 unidades) permiten una medición cuidadosa de cambios concretos de unidades. En consecuencia, es posible que no se necesite diluir la insulina.

Lo mismo que sucede con la planificación de las comidas, la insulina se espacia a lo largo del día para permitir que el cuerpo absorba la ingestión de alimento en relación con su pauta de actividad. En consecuencia, la acción temporal de la insulina es muy importante. Al observar un gráfico o leer algo sobre la acción temporal de la insulina, observe si se muestra preocupación por la acción farmacocinética o terapéutica (efectiva) de la insulina. La acción farmacocinética (llamada también acción farmacológica) de la insulina es la respuesta del cuerpo a la insulina desde el momento en que penetra en el cuerpo hasta que ya no se la puede detectar en él. La duración terapéutica (efectiva) de la acción de la insulina es el tiempo durante el que una cierta cantidad de insulina mantendrá su nivel de azúcar en sangre dentro de una medida normal (véase cuadro 6-3). La primera acción es importante para los científicos, pero la segunda acción es más importante para los pacientes.

Para mantener los niveles de azúcar en sangre y de insulina dentro del ámbito normal, tiene que saber cómo actúa terapéuticamente la insulina (consulte el cuadro 6-2).

Actualmente hay dos empresas que producen insulina en Estados Unidos, la Eli Lilly y la Novo-Nordisk. Tanto estas dos empresas como otros profesionales activos en este campo, empiezan a reconocer que raras veces se da el caso de que una sola dosis de insulina cubra las necesidades de la persona que tiene diabetes durante las veinticuatro horas del día. Cada vez se está utilizando con mayor frecuencia el programa de tres dosis, especialmente con las insulinas humanas. El objetivo consiste en controlar el nivel de glucosa en sangre durante las veinticuatro horas. Si se consigue menos, es más probable que surjan problemas. Normalmente, el cuerpo produce continuamente una pequeña cantidad de insulina (la insulina basal) y una descarga de insulina con cada ingesta de alimento. Es esta misma pauta la que se necesita duplicar con la insulina inyectable para alcanzar un control durante un período completo de veinticuatro horas.

CUADRO 6-3
Objetivos terapéuticos para los azúcares en sangre

Antes de la comida:	60-120 mg/dl (3-7 mMol).
2 horas después de una comida:	150 mg/dl (8 mMol).

Para la mujer embarazada (e, idealmente, para otras personas que puedan tolerarlo):

Antes de la comida:	70-100 mg/dl (4-6 mMol).
2 horas después de una comida:	120 mg/dl (7 mMol), o por lo menos no llegar a los 130 mg/dl (7 mMol).

(La media de los azúcares en sangre debería ser de 90-100 mg/dl [5-6 mMol].)

Insulina de acción corta

Las insulinas de acción corta son Regular, Velosulin, Iletin II R, Iletin I R, Novolin R o Humulin R. Estas insulinas empiezan a actuar en el término de treinta minutos, con su acción más fuerte o pico en el término de dos a cuatro horas. La duración farmacocinética de la acción es de seis a ocho horas o más, mientras que la duración terapéutica de la acción se sitúa entre las cuatro y las ocho horas. (Nota: las insulinas Semilente ya no se encuentran en Estados Unidos a partir de febrero de 1994.)

Insulina de acción intermedia

Las insulinas de acción intermedia son NPH, N de cerdo purificada, Iletin II NPH, Iletin I NPH, Novolin N, Humulin NPH, Iletin II Lente, Iletin I Lente, Novolin L (humana y Humulin L. Estas insulinas empiezan a actuar en una o dos horas, con su acción pico en cuatro a doce horas. La duración farmacocinética de la acción es de unas veinticuatro horas (la acción terapéutica más corta de la que se ha informado es de diez a dieciséis horas). (Téngase en cuenta que las insulinas humanas NPH tienen una duración terapéutica de la acción más cercana a las diez horas, mientras que las insulinas Lente de cerdo o de vaca/cerdo, tienen una acción más cercana a las dieciséis horas.)

Insulina de acción prolongada

La insulina de acción prolongada ha empezado a jugar un papel nuevo en el control de la diabetes. Esta insulina, llamada Iletin (Ultralente) posee lo que se denomina una «curva plana». En lugar de elevarse hasta alcanzar un determinado punto y luego descender, la acción tiene como resultado un aumento elevado que se mantiene durante largo tiempo antes de que disminuya el efecto. Puesto que esta duración es mayor de veinticuatro horas, un efecto de solapamiento consigue crear un continuado nivel en sangre. La insulina de acción prolongada es Iletin IU (humana). Esta insulina tarda más tiempo en actuar (unas ocho horas), alcanza su pico en unas dieciocho horas y tiene una acción farmacocinética de treinta y seis horas o más. Su acción terapéutica es de unas veinticuatro a treinta y seis horas (aunque en el pasado se ha llegado a informar de hasta setenta y dos horas para insulina no humana). Se las utiliza a menudo en el llamado «programa de control del hombre pobre». Se trata en realidad de un nombre erróneo, pero es un término útil. Las insulinas de acción prolongada se utilizan para ejercer un efecto de la insulina basal (un poco de insulina a cada tantos minutos) con dosis (llamadas «bolos») de insulina de acción corta tomada antes de cada comida o gran bocado intermedio. Esta es una forma muy efectiva para que algunas personas consigan controlar su diabetes.

Insulina premezclada

Las insulinas premezcladas se están utilizando ahora con mayor frecuencia. Eli Lilly tiene una mezcla humana del 70/30 (70 por ciento de NPH y 30 por ciento de R-Humulin 70/30), lo mismo que Novo-Nordisk (Mixtard, de cerdo o humana, y Novolin 70/30, humana, en cartuchos llenos y prellenados). Se ha desarrollado también la insulina 50/50, disponible para su uso. (En Europa se utilizan otras combinaciones de insulina, además de la 70/30 y la 50/50). Por el momento, la Administración para los Alimentos y las Drogas de Estados Unidos sólo ha aprobado la mezcla de 70/30 y 50/50.

Métodos de administración de la insulina

La insulina puede ser administrada de una de entre una serie de formas posibles: bajo la piel (subcutáneamente), en el músculo (intramuscularmente) o en la vena (intravenosamente). El instrumento utilizado para administrar la insulina puede ser una jeringuilla/aguja, una jeringuilla autoinyectora, un inyector de hidrorociado, un equipo de infusión IV, o una bomba de infusión de insulina. Cuando la insulina se administra de cualquier otra forma (por vena, en el músculo o con una bomba de infusión) sólo se administra insulina de acción corta. La forma más rápida de recibir insulina es mediante una inyección en la vena. La siguiente forma más rápida es mediante una jeringuilla y una aguja introducida en el músculo. La acción pico de la insulina intramuscular es de aproximadamente una hora y media, en lugar de las dos a cuatro horas para la insulina inyectada bajo la piel.

Las cuestiones más importantes relativas a administrar insulina por vía subcutánea son asegurarse de la limpieza del proceso y administrar la cantidad correcta en el momento adecuado (véase el cuadro 6-4). Todas las partes del procedimiento son importantes. No obstante, aunque omitir ciertos pasos no causará ningún efecto nocivo sobre los niveles de glucosa en sangre, omitir algunos otros sí que los causará. Al extraer insulina de la botella, limpie primero la parte superior de la botella, y luego sustituya el vacío en el que se ha colocado la insulina inyectando en la botella una cantidad de aire que sea igual a la cantidad de insulina que se ha extraído. Para estar seguro de la cantidad de insulina inyectada, puede hacer lo siguiente: compruebe que la cantidad de aire a inyectar en la botella sea igual a la cantidad de insulina extraída, compruebe la cantidad de insulina en la jeringuilla, en relación con la dosificación a administrar, y compruebe la jeringuilla en comparación con la botella, para estar seguro de que ha extraído en la jeringuilla la insulina de esa botella específica.

Para asegurarse de elegir la botella adecuada en el momento correcto, codifique las etiquetas por colores (por ejemplo, el rojo para la mezcla de la mañana, el verde para el Regular a la hora del almuerzo, y el azul para la dosis NPH antes de acostarse).

CUADRO 6-4
Pasos en la inyección de insulina

1. Lavarse las manos.
2. Limpiar la parte superior de la botella.
3. Aspirar aire de la botella desde la jeringuilla.
4. Introducir aire en la botella desde la jeringuilla.
5. Aspirar insulina en la jeringuilla (sin burbujas).
6. Limpiarse la piel.
7. Introducir la aguja (ángulo de 45º a 90º).
8. Extraer la aguja.
9. Ejercer una suave presión sobre el lugar.

CUADRO 6-5
Pasos para mezclar insulina en una jeringuilla

1. Lavarse las manos.
2. Limpiar la parte superior de las dos botellas.
3. Aspirar aire en la jeringuilla igual a la insulina deseada.
4. Introducir el aire en las botellas desde la jeringuilla.
5. Aspirar insulina en la jeringuilla (sin burbujas) de la botella número 1 (por ejemplo, Regular).
6. Aspirar insulina en la jeringuilla (sin burbujas) de la botella número 2 hasta alcanzar la marca (por ejemplo, NPH).
7. Limpiarse la piel.
8. Introducir la aguja (ángulo de 45º a 90º).
9. Extraer la aguja.
10. Ejercer una suave presión sobre el lugar.

Mezclar insulinas para la inyección

Si hay que mezclar insulina en una jeringuilla (véase cuadro 6-5), se limpian las partes superiores de ambas botellas y se inyecta en cada una de las botellas una cantidad de aire igual a la insulina a extraer. Una vez introducido el aire en la botella de insulina de acción corta (por ejemplo, Regular), se retira la cantidad deseada de insulina. Se extrae la aguja de la botella y se la coloca cuidadosamente en la otra botella. La insulina se extrae muy cuidadosamente hasta que se obtiene en la jeringuilla la cantidad total de la dosis (por ejemplo, diez unidades de Regular más veinte unidades de NPH retiradas, hacen un total de treinta unidades en la marca de la jeringuilla).

Esta insulina debe ser administrada en el término máximo de cinco minutos a partir del momento en que se efectuó la mezcla. Si la insulina es premezclada en jeringuillas separadas o en una botella de mezcla, es necesario esperar quince minutos antes de administrar esa dosis de insulina desde la jeringuilla o botella. La insulina premezclada no debería mantenerse en una jeringuilla durante más de dos semanas.

La premezcla de Lente con Regular no es recomendable a menos que sea administrada inmediatamente. Las insulinas Lente no se pueden premezclar con insulinas NPH o PZI. Actualmente se dispone de NPH premezclada y Regular, en proporciones de 70/30, que se pueden utilizar hasta la fecha de caducidad de la caja (vida de estantería).

Durante la aplicación de la inyección se experimenta una menor incomodidad cuando la insulina está a temperatura ambiente o corporal y se administra sin ningún «arrastre» de la aguja (es decir, la aguja tiene que atravesar limpiamente la piel o ser colocada rápidamente a través de la capa cutánea). La insulina que se usa puede mantenerse a temperatura ambiente durante un período de hasta tres meses. No obstante, si se mantiene a una temperatura superior a los 32 °C o por debajo de los 0 °C, la insulina puede sufrir daños.

Para prevenir la infección, la piel debe estar lo más limpia posible. Para asegurarse de ello, procure ponerse la inyección después de tomar un baño o una ducha, o lávese la zona de la inyección con agua y jabón o con un algodón limpiador. Debe apretarse la piel tomando un gran pliegue de la misma entre los dedos o, en el caso de tener la piel fláccida (como puede ser en el abdomen), pellizcando y tensando la piel de modo que la inyección pueda ponerse en la zona tensada y no en la pellizcada.

La inyección se pone formando un ángulo de cuarenta y cinco a noventa grados, a menos que haya que tratar la atrofia, en cuyo caso es recomendable introducir la aguja en un ángulo de veinte grados. El ángulo depende del espesor de la piel. En otras palabras, un niño pequeño o un anciano necesitarán más probablemente una inyección en un ángulo de cuarenta y cinco grados, mientras que un joven o un adulto de edad mediana necesitarán probablemente un ángulo de noventa grados. Una vez que la insulina haya sido administrada a una velocidad de introducción uniforme, la aguja debe retirarse con rapidez desde el mismo ángulo en el que ha sido introducida. Ejercer una presión suave sobre el lugar donde se ha aplicado la inyección durante un período de un minuto o menos, ayudará a impedir que la insulina rezume fuera de la superficie cutánea. (Algunas personas utilizan lo que se llama vía en forma de Z: se introduce la aguja a través de la piel, se mueve la punta para formar un ángulo y se inyecta la insulina. Al sacar la aguja, se retira antes la aguja hasta que adopta su posición original y luego se la extrae del cuerpo. Habitualmente, no es necesario emplear esta técnica, pero puede ser útil para aquellos que hayan experimentado muchos casos de «rezume».)

Cuadro 6-6

Instrumentos de inyección

Producto/Fabricante Inyectores automáticos	Precio aproximado	Garantía	Observaciones
INJECT-EASE Palco Laboratoires 1595 Soquel Drive Santa Cruz, CA 95065 (800) 346-4488	25-30 US$	Cinco años, más garantía de de devolución del dinero	Usa jeringuillas B-D, Terumo, Pharmaplast y EZ-Ject

Producto/Fabricante Inyectores automáticos	Precio aproximado	Garantía	Observaciones
INJECTOMATIC Sherwood Medical; distribuido por Kendall Futuro 5801 Mariemont Ave. Cincinnati, OH 45227 (800) 543-4452	20-30 US$	Un año, más garantías de devolución del dinero durante 30 días	Sólo utiliza jeringuillas Monoject
INSTAJECT Jordan Enterprises 12555 Garden Grove Blvd. Suite 507 Garden Grove, CA 92643 (800) 541-1193	50 US$	Un año, más garantía de devolución del dinero durante 30 días	Utiliza jeringuillas desechables de todas las marcas y tamaños

Inyectores automáticos de aguja e insulina

AUTOJECTOR Ulster Scientific, Inc. P. O. Box 902 Highland, NW 12528 Estado de NY: (800) 522-2257 Fuera de NY: (800) 341-8233	40 US$	Dos años, más garantía de devolución del dinero durante 30 días	Utiliza jeringuillas desechables de la mayoría de marcas y tamaños
DIAMATIC Ulster Scientific, Inc. P. O. Box 902 Highland, NY 12528 Estado de NY: (800) 522-2257 Fuera de NY: (800) 341-8233	130 US$	Dos años	Utiliza jeringuillas desechables de la mayoría de marcas y tamaños

Inyectores de pluma

NOVOLIPEN (desechable) NovoNordisk Pharmaceuticals, Inc. 100 Overlook Center, Suite 200 Princeton, NJ 08540 (800) 223-0872	40 US$	Un año	Utiliza aguja del 27. Entrega de 2 unidades a 36 unidades sólo en dosis pares

Producto/Fabricante Inyectores automáticos	Precio aproximado	Garantía	Observaciones
NOVOPEN NovoNordisk Pharmaceuticals, Inc. 100 Overlook Center, Suite 200 Princeton, NJ 08540 (800) 223-0872	95 US$	Un año	Utiliza aguja del 27. Entrega de dosis pares e impares
AUTOPEN Owen Mumford, distribuido por Ulster Scientific, Inc. P. O. Box 902 Highland, NY 12528 Estado de NY: (800) 522-2257 Fuera de NY: (800) 341-8233	45 US$	Un año	Utiliza aguja del 27. Entrega hasta 36 unidades sólo en dosis pares

Inyectores de chorro

Producto/Fabricante	Precio	Garantía	Observaciones
MEDI-JECTOR EZ Derata Corp 1840 Berkshire Lane Minneapolis, MN 55441 (800) 328-3074	595 US$	Tres años, más garantía de devolución del dinero durante 30 días prorrateados	Entrega de 2 a 50 unidades; se necesita receta
MEDI-JECTOR II Derata Corp. 1840 Berkshire Lane Minneapolis, MN 55441 (800) 328-3074	795 US$	Cinco años, más garantía de devolución del dinero durante 30 días prorrateados	Entrega de 2 a 100 unidades; se necesita receta
TENDER TOUCH Derata Corp. 1840 Berkshire Lane Minneapolis, MN 55441 (800) 328-3074	595 US$	Tres años, más garantía de devolución del dinero durante 30 días prorrateados	Entrega de 1 a 50 unidades; se necesita receta
VITAJET PRECISION INSTRUMENTS, INC. Mada Equipment Co. 600 Commerce Rd. Carlstadt, NJ 07072 (800) 848-2538	689 US$	Dos años	Entrega 1/2 unidad a 50 unidades; se necesita receta

Adaptado de Peragallo-Dittko V., 1990, «Buyer's Guide to Injection Devices», en *Diabetes Self Management*, enero-febrero, 6-7, 9-12.

Otros métodos de administrar insulina

También se dispone de otros métodos de administrar insulina (véase cuadro 6-6).

Los autoinyectores (Busher Automatic Injector, Injectomatic, Autojector, Inject-ease, Instaject I, Instaject II, Monoject) facilitan la introducción de la aguja a través de la piel, con la persona empujando el émbolo para administrar la insulina, o disparando tanto la aguja como la introducción de la insulina en la piel. El precio varía desde los 20 dólares a los 150 dólares. Los inyectores de chorro (Medi-Jector II, Medi-Jector EZ, Medi-Jector, Tender Touch, Preci-Jet 50 y Vitajet II) soplan la insulina a través de la piel. Se puede regular la profundidad mediante ajustes de la boquilla de la unidad del inyector de chorro. La limpieza adecuada del mecanismo a través del cual se sopla la insulina es un paso necesario en el uso de estos instrumentos. Los precios varían desde unos 500 a unos 900 dólares. Se utilizan botellas o frascos de insulina (véase figura 6-1).

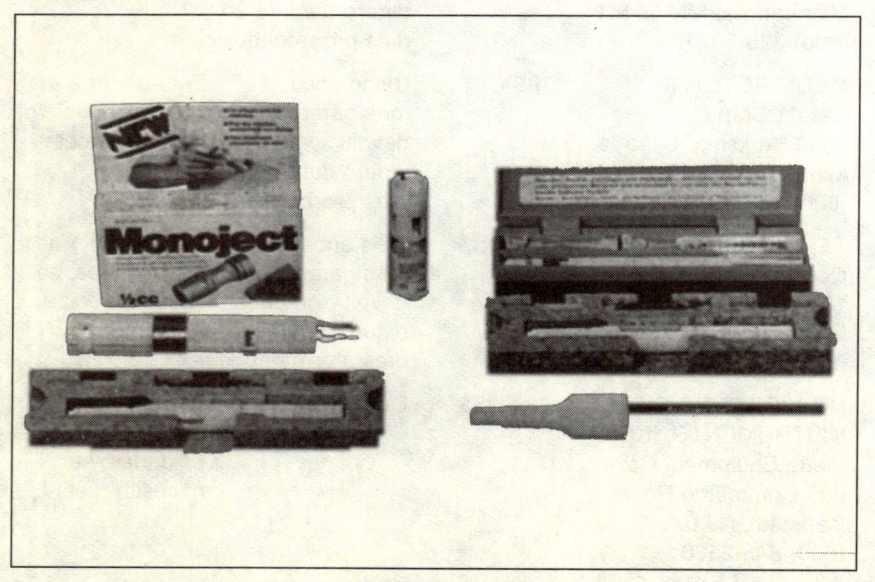

Figura 6.1.

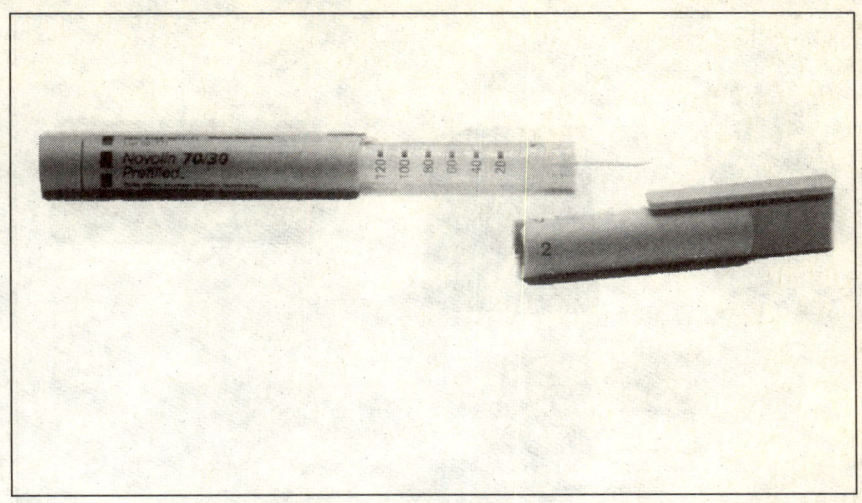

Figura 6.2.

Con los inyectores de pluma (Accupen, NovoPen y Novolinpen) suelen utilizarse frascos o cartuchos. La figura 6-2 muestra los cambios que han ocurrido en los inyectores de pluma de insulina. Estas plumas se encuentran a través de las empresas Ulster Scientific y de Novo-Nordisk Pharmaceutical, Inc. El precio es de 40 a 100 dólares.

El infusor de botón (Instituto Médico Markwell) y el Insulflon (Diabetes Center, Inc.) ayudan en la terapia de las inyecciones múltiples. Las inyecciones diarias múltiples se ponen a través de un diafragma conectado con una tubación que se ha colocado por debajo de la piel. Esta colocación suele hacerse cada semana.

CPU, Minimed y Medix Medical Electronics son empresas que han fabricado o están fabricando bombas de infusión de insulina (véase figura 6-3). Estos complejos instrumentos técnicos administran una insulina basal (a ciertos pequeños intervalos a lo largo de un período de veinticuatro horas), además de una dosis automática o manual antes de cada comida o en cualquier otro momento deseado. Los individuos que utilizan estos instrumentos tienen que conocer el procedimiento, ser estables y mantenerse motivados. Por cuestiones de seguridad, se tienen que hacer análisis de glucosa en sangre de cuatro a seis veces o más al día. Este es uno de esos

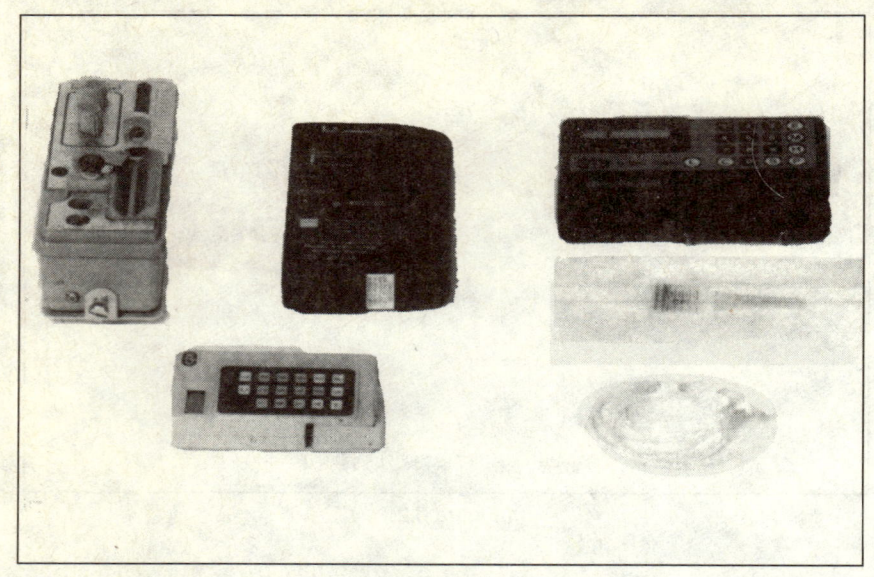

Figura 6.3.

casos en los que verdaderamente es mejor no pasarse: tener consistentemente niveles de glucosa en sangre por debajo de lo normal significa que se notarán menos señales físicas si el nivel de azúcar en sangre desciende aún más. También significa que el cuerpo no ha tenido la oportunidad de alcanzar y mantener glucosa almacenada para casos de emergencia, por lo que dispone de poca azúcar de apoyo en el caso de que el nivel de azúcar en sangre descendiera aún más. El Minimed 506 y el Disetronic's H-Tron V-100 son, por el momento, las únicas bombas de infusión que se venden en Estados Unidos.

La conexión con la entubación, la falta de batería o el agotamiento de la insulina del frasco o jeringuilla son algunos de los problemas potenciales que pueden presentarse. La Humulin BR y la Velo-sulin humana (amortiguada), han ayudado a disminuir el primer problema; por lo que se refiere al segundo, el aparato suele disponer de una señal que alerta al portador cuando es necesario cambiar la batería. Las bombas se harán más seguras y útiles a medida que se vayan perfeccionando estas máquinas, especialmente si se desarrollara un sensor de glucosa que indicara a la máquina

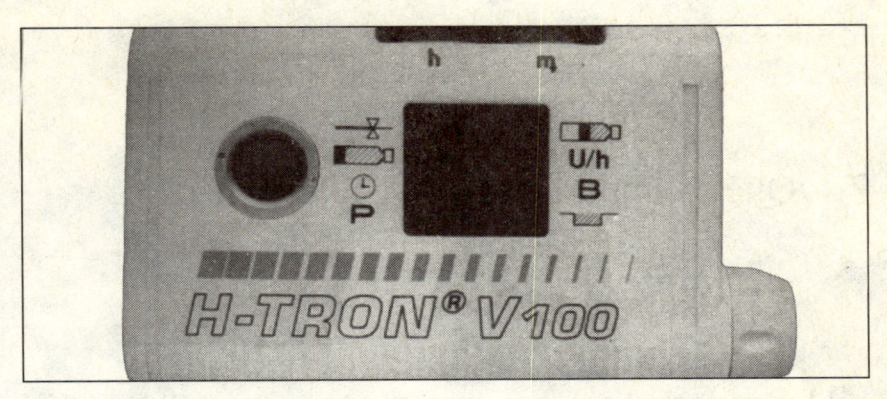

Figura 6.4.

cuánta insulina se necesita. Es bastante posible que estas bombas puedan ser utilizadas en el futuro por un mayor número de personas (véase figura 6-4 para un ejemplo de una bomba). Por el momento, se puede lograr el mismo nivel de control mediante el uso de dosis múltiples de insulina, a un coste mucho más bajo.

Instrumentos especiales para la administración de insulina

Se dispone de equipo destinado a ayudar a quienes tienen la vista deteriorada o al individuo ciego para que puedan leer la jeringuilla (Insul-eze, Magni-Guide y Syringe Magnified). Estos equipos es posible adquirirlos a través de la Fundación para los Ciegos de Estados Unidos, o directamente del fabricante. Los instrumentos que ayudan a introducir la dosis apropiada en la jeringuilla son Adros IDM, Click-Count, Count-a-Dose, Dose-Aid, Insulgage, Holdease, Inject-Aid, Injection Safety Guard, Insulin Aid, Insulin Needle Guide y Vial Center Aid. El Novolinpen también dispone de piñones-guía que ayudan a calcular la dosis de insulina.

En el último capítulo de este libro se analizaran los aparatos administradores de insulina que se están poniendo a prueba actualmente. Mientras no exista una prevención o cura para la diabetes, seguirán produciéndose avances tanto en los medicamentos que se utilizan como en los métodos mediante los que se administran.

7. ¿Qué es importante sobre el ejercicio?

El ejercicio tiene una gran importancia como parte de la gestión médica de la persona que tiene diabetes mellitus. El mejor programa de ejercicios es aquel en el que la actividad aeróbica se realiza durante un período de veinte a treinta minutos de una forma diaria o en días alternos.

Beneficios del ejercicio

El ejercicio produce numerosos beneficios que superan con creces los riesgos. Algunos de esos beneficios son la mejora de las acciones del corazón y la respiración. La ventaja más reconocida es el aumento de la fortaleza y de la resistencia muscular. Se produce un aumento de la masa magra del cuerpo y una disminución de la grasa del cuerpo. Se mejora el alcance del movimiento y la flexibilidad de brazos y piernas. Se disminuyen los niveles de triglicéridos y de colesterol. Se aumentan las lipoproteínas de alta densidad (HDL, los «chicos buenos de la película»), mientras que se disminuyen las lipoproteínas de baja densidad (LDL, los «chicos malos de la película»). Se mejora el control de la presión arterial. Se disminuye el riesgo de depresión. Se aumenta el umbral de soporte del dolor. Se mejoran tanto la autoimagen como la autoestima y, lo que es más importante, se alcanza y mantiene un sentido del bienestar.

Hay beneficios que son aún más específicos para la gestión de la diabetes. Uno de ellos es el aumento en la sensibilidad del receptor celular para la insulina. Esa sensibilidad se nota como un descenso en los niveles de glucosa en sangre gracias al uso mejorado de la insulina por parte de las células. El resultado es una reducción de la cantidad total de insulina que se necesita.

A medida que el ejercicio se mantiene, se produce un efecto prolongado de disminución de la glucosa en sangre. El ejercicio extenso a corto plazo puede tener incluso como resultado una disminución de los niveles de glucosa en sangre durante un período de veinticuatro a treinta y seis horas. Algunos consideran que el ejercicio tiene un posible efecto sobre la prolongación de la función de la célula beta, especialmente para quienes tienen diabetes del tipo II y aquellos que han sido recientemente diagnosticados con una diabetes mellitus del tipo I. Todos estos factores conducen directa o indirectamente a una disminución del riesgo de aterosclerosis (un tipo de enfermedad cardiaca y de los vasos sanguíneos).

El ejercicio aeróbico puede ser bajo, moderado o fuerte en cuanto a su intensidad. Puede ser rítmico pero, en cualquier caso, tiene que ser continuo, es decir, aunque caminar a diversos ritmos está bien, el caminar, detenerse y luego caminar no es aeróbico. El ejercicio tiene que alcanzar una cierta duración (un mínimo de treinta minutos tres veces a la semana, o veinte minutos de cinco a seis veces a la semana). Los principales combustibles para el ejercicio aeróbico son la glucosa y los ácidos grasos libres. Los buenos ejercicios aeróbicos son la natación, caminar, remar, el ciclismo y el baile (véanse Apéndices F y G para información sobre cómo quemar calorías). El esquí nórdico es el más efectivo de todos los ejercicios aeróbicos. Observe que en esta lista no se han incluido el *jogging* y otros ejercicios aeróbicos de elevado impacto o «severos», ya que tales ejercicios suponen correr demasiados riesgos y, para el diabético en particular, los riesgos superan en mucho a los beneficios. En consecuencia, es recomendable caminar o realizar cualquier otro ejercicio aeróbico de bajo impacto.

Para que un ejercicio sea aeróbico, el ritmo cardiaco debe alcanzar por lo menos un nivel un 50 por ciento superior al ritmo del corazón en situación de descanso. El nivel máximo es del 75 al 80 por ciento. El ámbito ideal se encuentra entre el 50 y el 75 por

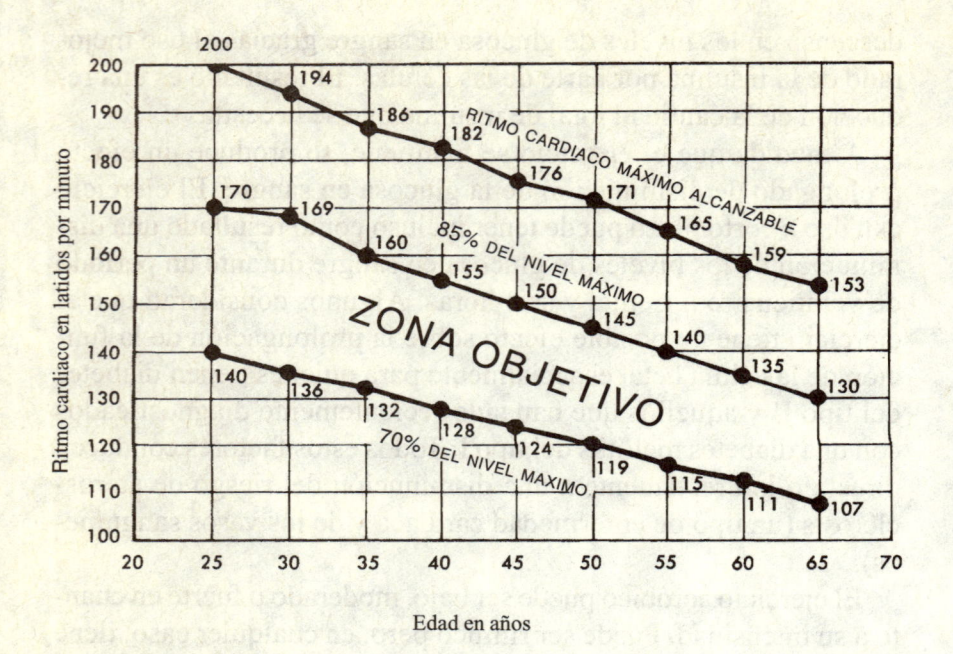

Figura 7-1.

ciento (diversos libros dan cifras diferentes, pero el ámbito más común que se recomienda es del 60 al 80 por ciento).

Para determinar su zona objetivo o ámbito ideal, reste primero su edad de 220. Luego, multiplique esa cifra por el 60 por ciento (o cualquier otro número, dependiendo de la recomendación que le haga su médico) para obtener su nivel de umbral (la cifra más baja del ámbito de latidos por minuto que aspira a alcanzar durante su período de ejercicio). Multiplicar ese mismo número por el 75 por ciento le dará el techo de su nivel. Debería aspirar a mantener un ritmo cardiaco situado dentro de este ámbito «ideal» durante veinte a treinta minutos (véase figura 7-1: Zona objetivo). (Para detectar los latidos cardiacos, coloque el segundo y tercer dedos sobre la parte interior de la muñeca o en el cuello, a unos siete centímetros por debajo del extremo inferior de la oreja.)

Puesto que no puede determinar su ritmo cardiaco a cada minuto, a menos que lleve colocado un monitor, puede efectuar un cálculo aproximado acerca de la dureza con la que está realizando el ejercicio si utiliza la «escala Borg de esfuerzo percibido». La escala va de seis a veinte. Menos de seis significaría sueño o un estado de descanso, mientras que veinte significaría actividad hasta el punto de fatiga. Siete significaría una actividad muy, muy ligera; nueve sería ligera y once algo ligera. Diecinueve es una actividad muy, muy dura, diecisiete es muy dura y quince es dura mientras que trece sería algo dura. Habría que tratar de hacer ejercicio en el ámbito del doce al dieciséis o nivel de intensidad aeróbica.

Actividades como levantamiento de pesas, gimnástica y algunas actividades relacionadas con el deporte, como por ejemplo la lucha libre, son ejercicios isocinéticos. Este tipo de ejercicio utiliza glucógeno o glucosa almacenada como su principal fuente de combustible. Estas actividades son intermitentes, de corta duración y habitualmente bastante intensas. Se les llama anaeróbicas (la persona no aumenta la absorción de oxígeno muy por encima de los niveles habituales, a diferencia del ejercicio aeróbico). Las actividades anaeróbicas no ofrecen mucho beneficio a la persona que tiene diabetes y, de hecho, pueden elevar la presión sanguínea hasta el punto de suponer un riesgo para el cuerpo.

Precauciones al hacer ejercicio

Iniciar cualquier programa de ejercicios exige tomar algunas precauciones, especialmente si tiene diabetes. En primer lugar, es fundamental que usted esté en forma para hacer ejercicio. Pídale a su médico que evalúe su estado actual y que le recomiende cualquier restricción de ejercicio que pueda ser necesaria (como momentos o estados físicos en los que no debería hacer ejercicio). Lo más probable es que no le tenga que imponer ninguna restricción, a menos que exista alguna enfermedad cardiaca u ocular. Mediante el análisis de glucosa en sangre puede determinar, antes de hacer ejercicio, si su nivel de azúcar en sangre es demasiado elevado o demasiado bajo como para realizarlo. Si su nivel de azúcar en sangre fuera menor a 60 mg/dl (3 mMol), no haga ejercicio. Si el nivel fuera superior a 250 mg/dl (14 mMol), compruebe la orina por si hubiera cetonas; si las hubiera, no haga ejercicio. Ello se debe a que el ejercicio es un estresor del cuerpo. Si el cuerpo está «enfermo», lo que viene representado por niveles de glucosa en sangre del orden de 250 mg/dl (14 mMol) o superiores, así como por la presencia de cetonas, el ejercicio no haría sino poner al cuerpo «más enfermo» (véase la figura 7-2).

Hay que adaptar las calorías para tener en cuenta el ejercicio. El mejor momento para hacer ejercicio es aproximadamente de veinte minutos a una hora después de una comida. Eso permite que la comida se asiente antes de hacer el ejercicio y le da la ventaja de tener glucosa fácilmente a su disposición. Si el ejercicio ha de ser de baja intensidad o de corta duración y el azúcar en sangre está por encima de los 100 mg/dl (5-6 mMol) no se necesita tomar ningún bocado extra. Si el ejercicio se hiciera durante un período de treinta minutos o más, suele ser aconsejable tomar un bocado, lo que será más apropiado en el caso de un ejercicio de alta intensidad. Para el ejercicio de alta intensidad es mejor tomar un bocado antes y luego otro bocado a cada treinta o sesenta minutos. En tal caso debe llevarse en todo momento alguna forma de azúcar simple de actuación rápida y un bocado añadido. Se puede comer para tratar una reacción insulínica, para conseguir una descarga de energía o elevar su nivel de glucosa en sangre después de terminar el período de ejercicio.

Si tiene diabetes del tipo II, y especialmente si también tiene sobrepeso, no necesita comer calorías extras para realizar ejercicio, a menos que su nivel de glucosa en sangre descienda por debajo de lo normal (aunque debe seguir tomando el bocado habitual entre comidas).

Las personas con diabetes del tipo I pueden elegir el disminuir los niveles de insulina, en lugar de aumentar la ingesta de alimento en aquellas ocasiones en que realicen ejercicio pesado. Esto sería lo más apropiado si deseara perder peso. Para un niño en crecimiento, un adolescente o un adulto activo, la mejor elección puede ser más comida, hasta alcanzar el nivel de las cantidades toleradas. Es posible que algunas personas no puedan comer físicamente el número mayor de calorías que necesitan. En consecuencia, pueden aumentar el consumo de calorías y disminuir el de insulina antes del momento de la actividad. Tales determinaciones deberían esta-

Señales de advertencia que pueden acompañar al ejercicio

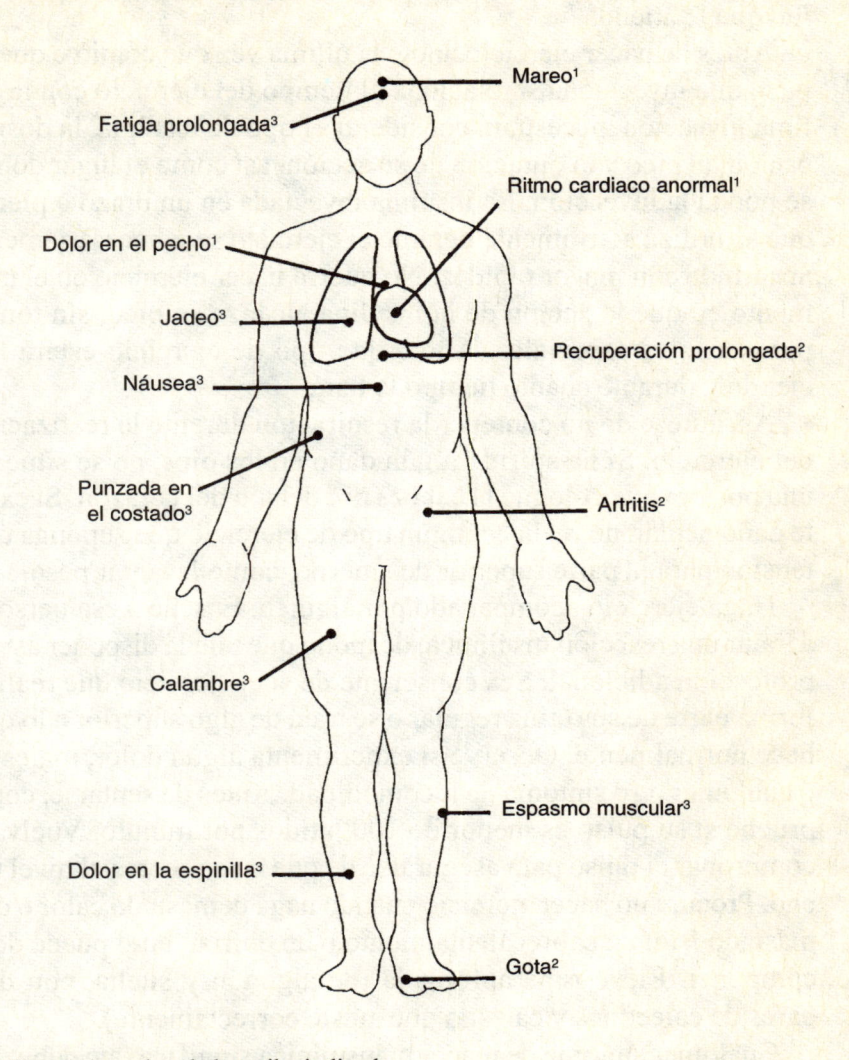

- Mareo[1]
- Fatiga prolongada[3]
- Ritmo cardiaco anormal[1]
- Dolor en el pecho[1]
- Jadeo[3]
- Recuperación prolongada[2]
- Náusea[3]
- Punzada en el costado[3]
- Artritis[2]
- Calambre[3]
- Espasmo muscular[3]
- Dolor en la espinilla[3]
- Gota[2]

Si ocurriera algo de lo arriba indicado:

1. Interrumpa el programa de ejercicios.
2. Pruebe brevemente un remedio sugerido, como aplicar calor al lugar o un suave estiramiento gradual para aliviar un espasmo muscular. Si no se alivia, consulte con su médico.
3. Probablemente, lo podrá controlar por sí mismo.

Figura 7-2.

blecerse individualmente, de acuerdo con el profesional de la salud que le atienda.

Antes de hacer ejercicio anote la última vez que comió o que se puso una inyección. Si relaciona el tiempo del ejercicio con la última inyección, necesitará considerar el tipo de insulina, la dosificación, el pico y la duración de su acción, así como el lugar donde se ponga la inyección. La insulina inyectada en un brazo o pierna que se utiliza activamente durante el ejercicio será necesariamente absorbida con mayor rapidez. No querrá hacer ejercicio en el momento en que la acción de la insulina alcanza su pico, sin tomar precauciones especiales. Anote qué tipo de ejercicio estará haciendo y durante cuánto tiempo lo hará.

Asegúrese de no contener la respiración durante la realización del ejercicio. Si ha sufrido algún daño en los ojos, no se sitúe en una postura que coloque la cabeza por debajo del corazón. Si existe daño ocular, no realice ningún tipo de ejercicio que suponga una tensión para la parte superior del cuerpo, como levantar peso.

Haga ejercicio acompañado por alguien. Enseñe a esa persona a tratar una reacción insulínica, de modo que pueda disponer así de protección adicional. Sea consciente de si el ejercicio que realiza forma parte de su rutina regular o se trata de algo superior a lo que hace normalmente. Observe si experimenta algún dolor, malestar o cualquier otro síntoma de incomodidad. Antes de sentarse, compruebe si su pulso es menor de 100 latidos por minuto. Vuelva a comprobar el pulso para asegurarse de que no se acerca al nivel techo. Procure no hacer ejercicio cuando haga demasiado calor o demasiado frío; un sobrecalentamiento o un enfriamiento puede descomponer. Lleve ropa apropiada (de algodón y suelta, con dos pares de calcetines y calzado que ajuste correctamente).

Cualquier síntoma de reacción insulínica significa que debe dejar de hacer ejercicio inmediatamente y tratar la reacción insulínica. Si no tiene síntomas extremados (muy débil y tembloroso, con visión doble), compruebe el nivel de glucosa en sangre para saber cuánto ejercicio y con que intensidad le ha conducido a tal respuesta. Cualquier reacción insulínica grave significa que no debe realizar más ejercicio ese día, puesto que el cuerpo necesita tiempo para recuperarse.

Compruebe su nivel de azúcar unos treinta minutos después de hacer ejercicio para asegurarse de no desarrollar hipoglucemia. Tome un bocado pequeño si, después de hacer ejercicio, su glucosa en sangre es inferior a 80 mg/dl (4 mMol).

Efectuar estiramientos antes y después de hacer ejercicio reduce la tensión muscular. Tiene que estar relajado al efectuar estiramientos; si no lo estuviera, puede causarse más daño que bien. Debería efectuar los estiramientos lentamente y de manera sostenida. De diez a treinta segundos es el tiempo recomendado para efectuar estiramientos de cada brazo y pierna. Al estirarse, debería respirar con lentitud, de modo uniforme y rítmico. La principal precaución a tomar es estar seguro de no rebotar en un estiramiento, sino mantener el estiramiento durante el número recomendado de segundos. Asegúrese de estirar por igual cada parte del cuerpo.

Un consejo más: si sus ojos han sido tratados con láser, tiene que llevar cuidado en la elección de los ejercicios a realizar para mantenerse en buena forma física. No debería realizar ejercicio en una posición que situara los ojos por debajo del nivel del corazón. Si coloca la cabeza por debajo del corazón durante un ejercicio, se producirá un aumento en la presión sanguínea. Un ejemplo de tal ejercicio sería tocarse los dedos de los pies.

La «receta de ejercicio»

La receta de ejercicio supone cuatro cosas: la actividad que elija, la frecuencia con la que participe en ella, la intensidad de su participación y la duración de la actividad. Estas elecciones se basan en su buena forma física, según haya sido determinada por su médico. En cuanto a la frecuencia, determine si va a realizar ejercicio tres, cuatro o más veces a la semana. Póngase como objetivo un mínimo de cuatro veces a la semana. No permita que pasen más de dos días seguidos sin aprovechar alguna oportunidad para hacer ejercicio. Empiece lentamente; se recomienda en días alternos. Luego, añada más días, según vea que puede tolerarlo.

La intensidad viene determinada por el ritmo cardiaco que se haya propuesto alcanzar (el ritmo del pulso por encima del umbral y por debajo del techo). Si es capaz de cantar o de hablar mientras realiza ejercicio, puede asumir que está realizándolo con la intensidad adecuada. ¿Recuerda la escala Borg de esfuerzo percibido? ¿Cuál es el ámbito de su escala de esfuerzo percibida?

Cuantos más años tenga, más lentamente debería iniciar la actividad. Incluso sería prudente empezar con un tiempo breve de sólo tres minutos y, en los muy ancianos, incluso de un minuto. Luego, aumente gradualmente el tiempo hasta que alcance un objetivo de veinte a treinta minutos. Si su objetivo consiste en reducir grasa del cuerpo, tiene que realizar ejercicio durante cuarenta minutos o más. Determine qué es lo que puede tolerar, y luego añada de uno a cinco minutos por semana, hasta que haya alcanzado su objetivo.

Puesto que hay muchos tipos de actividad entre los que elegir, no necesita realizar el mismo tipo de ejercicio cada día. Sea cual fuere el ejercicio que elija para un día determinado, asegúrese de que lo hace de forma continuada y rítmica (es decir, al mismo ritmo o a velocidades variadas, pero sin detenerse por completo), de tal modo que intervengan los grandes grupos musculares y sea agradable para usted. Si se siente aburrido con ese ejercicio, realice algún otro tipo de ejercicio. El aburrimiento puede convertirse en un obstáculo que le conduzca a la inactividad. Por otro lado, tampoco se sobrecargue de actividades hasta el punto de agotarse.

Centre la atención de sus objetivos sobre la resistencia cardiovascular, la fortaleza muscular, la flexibilidad y la mejora en el control de la diabetes, y asegúrese de pasárselo bien mientras tanto.

8. ¿Y la higiene?

El cuidado cotidiano del cuerpo es una forma de prevenir fuentes de infección que pudieran producir un aumento de los niveles de glucosa en sangre. El cuidado cotidiano supone realizar una serie de prácticas diarias. Este capítulo se centrara en las prácticas de la higiene diaria. Esas prácticas se refieren a la limpieza dental, el cuidado de la piel, de los pies, de los ojos y la precaución con las actividades relacionadas con la sexualidad.

Limpieza dental

Son numerosas las personas que han informado de que una vez han curado un absceso en un diente, o su gingivitis (inflamación de las encías), o se han hecho colocar un empaste en una gran cavidad, se ha normalizado también su nivel de azúcar en sangre. Cualquier fuente de infección «empujará» hacia arriba el nivel del azúcar en sangre. En consecuencia, mantener los dientes limpios, darse masaje en las encías, combatir la caries y acudir cada seis meses al dentista o según esté indicado, contribuirá a controlar sus niveles de glucosa en sangre.

En primer lugar, tiene que saber cuáles son las recomendaciones para un buen nivel de limpieza dental. Las personas con diabetes, y especialmente los ancianos, deberían acudir al dentista con mayor frecuencia que cada seis meses. Si una persona lleva dentadura postiza debe observar si se produce algún tipo de inflamación de las encías y comunicar dicha inflamación al dentista. Los dientes deben cepillarse después de cada comida o bocado que tome, o al menos enjuagarse la boca. Los principales momentos para cepillarse los dientes son al despertarse y antes de acostarse. Pasarse un hilo de seda por entre los dientes es una obligación que debe realizar antes de acostarse. El cepillado sólo llega a tres lados del diente, pero éste tiene cinco lados, cosa que sólo se puede hacer con el hilo. El masaje de las encías también es de ayuda. Eso se puede hacer con una perilla de agua o con una punta de goma. Colocar la punta por debajo de la encía estimula el flujo de la circulación sanguínea y ayuda a la boca a librarse de los desechos que puedan haberse acumulado por debajo de la línea de la encía. El pasarse el hilo suele retirarlos, pero a veces no lo hace. (Nota: para que sea más efectivo, el pasarse el hilo tiene que incluir la base del diente y la zona situada por debajo de la línea de la encía.)

Si tiene un problema de formación de placa, está recomendado el preenjuague con una solución que la afloje antes del cepillado. Muchas pastas dentífricas también contienen ingredientes para combatir la placa, el sarro o ambos. La acción mecánica del cepillo de dientes es su mejor aliado para luchar contra la placa y masajear las encías. La vieja técnica «desde lo alto del diente hacia abajo» ha sido sustituida por el movimiento circular o redondeado del cepillo sobre la línea de la encía y la superficie del diente.

Si tuviera que realizarse alguna cirugía dental, los niveles de glucosa en sangre deberían ser lo más normales posible antes de la intervención. El resultado será un proceso de curación más rápido. Es posible que tenga que empezar a tomar antibióticos antes de la intervención quirúrgica a fin de prevenir la infección.

También debe observar la aparición de gingivitis. Si observara alguna hemorragia al cepillarse los dientes (y se los cepilla normalmente), cabe sospechar la existencia de gingivitis. Los casos graves pueden conducirle al aflojamiento o pérdida del diente y si pasa por debajo de la línea de la encía, puede llegar a afectar al hueso. El cuidado dental adecuado y una buena nutrición, junto con unos niveles normales de glucosa en sangre, son los mejores métodos para prevenir la gingivitis (véase cuadro 8-1).

CUADRO 8-1

Pasos en el cuidado dental

1. Cepillarse los dientes al menos dos veces al día, con movimientos circulares de arrastre.
2. Pasarse un hilo de seda por los dientes por lo menos una vez al día, asegurándose de llegar a la línea de la encía.
3. Si la formación de placa fuera un problema para usted, utilice una solución aflojadora antes del cepillado.
4. Acuda a su dentista cada seis meses o cuando se le indique.

Cuidado de la piel

El cuidado de la piel suele asociarse con el simple acto de bañarse. Sorprendentemente, puede haber demasiado o muy poco uso del agua. Empaparse el cuerpo puede conducir a descomposición del tejido, mientras que la falta de limpieza puede provocar infecciones locales. Procure beber mucha agua, a menos que se le indique lo contrario.

El control deficiente de la glucosa en sangre puede aumentar o revelar estados como una *necrobiosis lipoidica diabeticorum*, una enfermedad cutánea que se parece mucho al tejido cicatricial. Los individuos que tienen este problema observan a menudo que las zonas cicatrizadas ofrecen un aspecto más «feo» cuando sus niveles de glucosa en sangre son más elevados. Otras afecciones cutáneas asociadas con la diabetes también son más fáciles de observar con elevados niveles de azúcar en sangre. Puede aparecer, por ejemplo, el xantoma, una afección cutánea en la que brotan en la piel lo que parecen granos amarillentos. Cuando se ven estos granos, se encuentran en la sangre niveles elevados de lípidos (niveles de grasa). La disminución de los niveles de glucosa en sangre provoca un notable descenso de los niveles de lípidos.

Si aparecen con frecuencia, granos o infecciones localizadas, suelen ir acompañados de un alto nivel de azúcar en sangre y de una deficiente limpieza cutánea. Se debe obtener un cultivo de estas infecciones para proporcionar la medicación apropiada. Hasta que no se hayan controlado las infecciones, es posible que exista una mayor necesidad de insulina.

La necesidad de más insulina también puede aparecer ante una infección de hongos llamada candidiasis. La candidiasis se encuentra en la boca, bajo los brazos, bajo los pliegues de grasa de la piel y en las zonas genitales. Es posible que sea necesario recetar medicación local y general (tomada por vía oral). Esta infección ocurre con menor frecuencia con niveles bajos de glucosa en sangre. Si no se controlan los niveles de glucosa en sangre, la persona puede sospechar que dichos niveles son altos la mayoría de las veces en las que aparezcan tales afecciones.

Cuando se mantienen controlados los niveles de glucosa en sangre, hay menos probabilidades de que se produzcan tales afecciones de la piel y de la boca. Si el control de la diabetes va acompañado por una buena higiene cutánea, con un baño cada día o cada dos días, las infecciones cutáneas deberían ser mínimas o inexistentes. (Nota: las personas mayores pueden tener en particular dificultades con afecciones de la piel seca si se bañan con frecuencia durante los meses de invierno más secos.)

Cuidado de los pies

Utilizar polvos cuando la piel está húmeda y lociones cuando está seca son instrucciones generales que se aplican para el cuidado de la piel, cosa que resulta particularmente importante cuando se trata de los pies. El buen cuidado de los pies es necesario para prevenir la descomposición de las zonas cutáneas, puesto que tales zonas se convierten en lugares propicios para la infección (véase cuadro 8-2).

Los pies son una de las partes más vulnerables del cuerpo cuando sufren una herida o infección. Caminar descalzo y experimentar una falta de sensación son indicios de que los pies pueden sufrir graves problemas. Si la circulación es deficiente en los pies, el flujo de sangre no será el adecuado para satisfacer las necesidades del proceso curativo. Una circulación deficiente también produce una falta de nervios sanos. La circulación inadecuada puede de-

CUADRO 8-2
Pasos en el cuidado de los pies

1. Inspeccionarse los pies diariamente.
2. Lavarse los pies diariamente.
3. Secarse entre los dedos.
4. Utilizar polvos (cuando están húmedos) y loción (cuando están secos) y frotar sobre los lugares.
5. Ponerse calcetines limpios cada día.
6. Mantener los pies calientes poniéndose calcetines cálidos.
7. Cortarse las uñas tal como se indica.
8. Utilizar un almohadillado para los callos después del baño.
9. Ver a un podólogo para tratar los juanetes y los callos recalcitrantes.
10. Pedirle al médico u otro profesional de la salud que le examine los pies cuatro veces al año para comprobar el pulso, la temperatura y el color, con objeto de determinar si su circulación es la adecuada. También se le comprobarán los reflejos, la sensibilidad vibratoria y las respuestas a objetos agudos y romos, o simplemente la capacidad para sentir que un objeto toca el pie.

berse directa o indirectamente a unos elevados niveles de glucosa en sangre, lo que puede afectar a los grandes vasos sanguíneos o a las células que actúan como «aislamiento» alrededor de los nervios. Cuando ese aislamiento no existe, los nervios experimentan un cortocircuito (como dos hilos eléctricos no aislados) y el resultado es dolor, insensibilidad o ambas cosas.

El cuidado de los pies es más fácil para unas personas que para otras. Una persona con exceso de peso puede tener dificultades para verse la planta de los pies. La valoración cuidadosa y diaria de los pies es una de las principales formas de evitar problemas y de asegurarse de informar a tiempo de cualquier problema que se pueda presentar. Deberían observarse los pies en busca de señales de infección (zonas enrojecidas o inflamadas, pues, una raya roja que le sube por la pierna, dolor [si los nervios funcionan adecuadamente]), de juanetes y especialmente de callos (que pueden ocultar descomposición del tejido, ya que ésta puede iniciarse por debajo de la superficie del callo), de uñas demasiado largas que necesiten un corte, y de zonas que experimenten presión (lo que puede indicar que los zapatos que utiliza no son los adecuados). En las uñas de los pies se pueden desarrollar infecciones micóticas, que parecen tener peor aspecto cuando los niveles de glucosa en sangre son elevados. Algunas personas pueden necesitar ayuda para inspeccionarse los pies.

Además de la planta, una de las zonas del pie que se pasa por alto con frecuencia es la existente entre los dedos. Este lugar cálido y húmedo puede abrigar infección o descomposición del tejido. El pie de atleta también se encuentra aquí con frecuencia.

La limpieza de los pies es lo siguiente que debe resaltarse. Si el pie ha sufrido una herida, es razonable pensar que la posibilidad de infección será menor si los pies están limpios.

Lo siguiente en la secuencia del cuidado de los pies es acudir al podólogo (el especialista que se ocupa del cuidado de los pies) para que atienda los problemas como callos o juanetes. Los callos que han aumentado de tamaño deben ser vistos por un podólogo. Se debe evitar el desarrollo de los juanetes, pero si éste se produjera, debe acudir al podólogo. (Nota: los zapatos que le encajan mal pueden constituir un problema; es útil cambiar diariamente de zapatos y comprobar las zonas de presión ejercidas por el calzado que lleva.) Los callos o juanetes «jóvenes» se pueden frotar, aflojar o quitar después del baño.

Las guías para cortarse las uñas de los pies son las siguientes: la uña debería cortarse siguiendo la línea del dedo. Habitualmente, eso se expresa diciendo: «Cortar las uñas en línea recta». No es recomendable curvar el corte en los bordes, a menos que la persona tenga problemas con las uñas que se curvan hacia dentro y penetran en la piel, en cuyo caso es mejor acudir a un podólogo.

Otras cuestiones a considerar son los zapatos que elija. Los zapatos deberían ser de cuero (para que respiren) y deberían encajarle bien. Al estrenarlos, debe adaptarlos lentamente, es decir, ponérselos unas pocas horas el primer día, unas pocas horas más al día siguiente y así sucesivamente hasta que deje de notar que le presionan o le resultan incómodos. Tal como se ha indicado antes, debería cambiarse los zapatos cada día o cada dos días, siempre que le sea posible. Los calcetines deben ser limpios y encajar adecuadamente en el pie. Cualquier pliegue o arruga puede convertirse en un lugar de presión una vez que se ha colocado el zapato. Debe mantener los pies calientes, con calcetines cálidos, en lugar de ponerse bolsas de agua caliente o almohadillas eléctricas.

Si tiene que guardar cama, hacer ejercicio con los pies le será útil para mantener una buena circulación en los mismos. Estos ejercicios deben incluir la elevación y el descenso de los pies, y la actividad de los pies con movimientos circulares y arriba y abajo. Caminar también es un buen ejercicio para los pies, pero sólo si los zapatos que lleva le ajustan bien y le proporcionan un buen apoyo alrededor de los tobillos y los arcos. Caminar descalzo no se considera bueno (tanto si la persona tiene diabetes como si no), puesto que existen demasiadas posibilidades de que los pies sufran algún daño.

Algunas personas nunca comprueban el interior de los zapatos para ver si hay en ellos algún objeto extraño antes de ponérselos. No obstante, es posible que el pie haya perdido sensibilidad y la repetida presión o cualquier otra herida del pie, como la causada por una tachuela que sobresale al fondo del pie, o un objeto pequeño o cualquier otra cosa que haya caído en el zapato, pueden provocar problemas sin que la persona llegue a darse cuenta de lo que ha sucedido hasta que es demasiado tarde.

Si se produjera una herida como un corte o rozadura, cualquier producto a base de alcohol quemará los tejidos e impedirá el proceso curativo (o lo hará más lento). El agua y el jabón funcionan mejor, seguidos por un secado cuidadoso, especialmente entre los dedos de los pies.

A modo de revisión: debería lavarse los pies diariamente. El agua en la que se los lave debería ser tibia, no caliente. Los pies deben secarse por completo. Si la piel está seca, debe aplicarse loción; si estuviera sudorosa, utilice polvos (procure frotarse bien los polvos o la loción entre los dedos de los pies). Después del lavado diario, mientras la piel se encuentra aún suavizada, se deben amortiguar las zonas con callos para ayudar a eliminar la piel muerta, y las uñas deben cortarse tal como se ha indicado. Si necesita calentarse los pies, puede conseguirlo poniéndose calcetines cálidos. No es bueno andar descalzo. Debería inspeccionarse los pies diariamente. Si observa problemas, como por ejemplo infecciones o zonas de presión, debería consultar con un podólogo u otro profesional de la salud.

Dicen que si trata usted bien a sus pies, ellos le tratarán bien a usted. Y eso es especialmente cierto cuando se tiene diabetes.

Cuidado de los ojos

El cuidado de los ojos también forma parte de la higiene. Muchas enfermedades, como resfriados y gripe, se transmiten por contacto de las manos con la boca o los ojos. Debería lavarse las manos antes de hacer nada relacionado con los ojos. Si lleva lentes de contacto, asegúrese de lavarse las manos antes de manejar las lentes para impedir infecciones oculares. Cualquier infección ocular debe ser tratada con prontitud. La conjuntivitis catarral, un tipo de conjuntivitis aguda, altamente contagiosa, puede desembocar en una ceguera si no se trata correctamente.

La persona que no tiene diabetes debería examinarse los ojos rutinariamente cada dos años. La persona con diabetes debería examinárselos cada año o incluso con mayor frecuencia, según le haya recomendado el oftalmólogo o el retinólogo. Nota: como quiera que los optometristas fueron formados fundamentalmente para poner gafas, a las personas con diabetes mellitus se les ha aconsejado en el pasado que acudieran a ver a un oftalmólogo o retinólogo. El razonamiento de tal consejo era el potencial de sufrir una enfermedad ocular que existe con niveles elevados de glucosa en sangre. Actualmente, sin embargo, los optometristas ya reciben formación para detectar enfermedades oculares e incluso para tomar fotografías retinales que permitan detectar enfermedades oculares relacionadas con la diabetes. Si se encuentra una enfermedad, el optometrista lo enviará a un oftalmólogo o retinólogo que se ocupará del tratamiento.

Es recomendable que toda aquella persona a la que se le haya diagnosticado una diabetes del tipo II se haga un examen ocular inmediatamente, y que le tomen fotografías retinales. La persona a la que se le ha diagnosticado recientemente una diabetes del tipo I debería tomarse fotografías retinales cinco años después del diagnóstico. No obstante, sería prudente someterse a tales evaluaciones inmediatamente, para determinar una situación básica que pueda utilizarse en comparaciones posteriores.

Los ejercicios oculares son otra consideración para el buen cuidado de los ojos. Aunque este aspecto es algo controvertido, muchas personas creen que los ejercicios que afectan a los músculos oculares pueden fortalecer los ojos. Por ejemplo, cuando se realiza un trabajo de cerca, es conveniente distanciar la mirada cada quince a veinte minutos y alternar con levantar y bajar la mirada hasta diez veces.

Los ojos son una parte muy valiosa del cuerpo. Su visión puede ser estable y durarle toda la vida si cuida bien de ellos. En el caso de que necesite tratamiento, debería serle aplicado lo más pronto posible.

Higiene relacionada con la sexualidad

La sexualidad humana se relaciona con la sensualidad, el proceso reproductor, la identificación de género, la limpieza general, la prevención de infecciones en la zona genital y el comportamiento sexual. La zona genital puede ser una fuente de infección, lo que puede causar un aumento del nivel de glucosa en sangre. Además, si la persona tiene la impresión de que no está funcionando lo bastante bien a nivel sexual, eso puede producir una elevación de la glucosa en sangre. El embarazo (del que hablaremos en el capítulo 10, bajo el encabezamiento «Complicaciones intermedias») es también una causa de niveles elevados de glucosa en sangre. Finalmente, la confusión en la identificación de género puede tener como resultado estrés, que va asociado con una elevación de la glucosa en sangre.

La salud mental de una persona puede verse afectada si se siente preocupada por problemas de disminución del funcionamiento sexual relacionados con la diabetes. Puede estar seguro de que esta disfunción o incapacidad temporal para tener una erección o un orgasmo es probablemente más mental que física. Si ha leído algu-

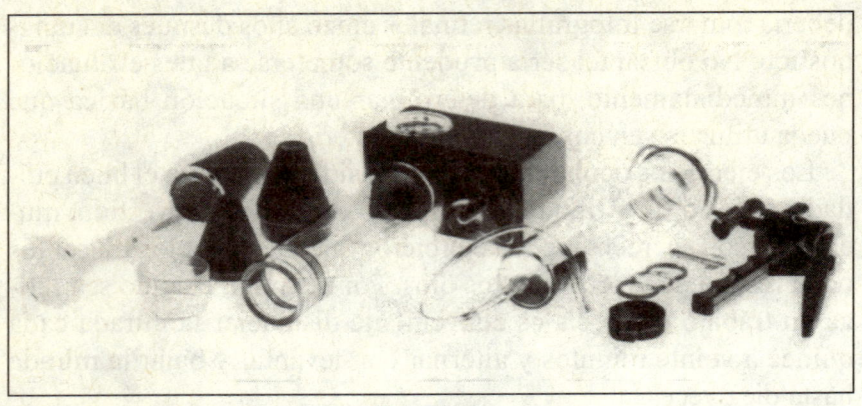

Figura 8-1.

na información y sospecha que puede sufrir de tal disfunción, lo más probable es que centre la atención en el rendimiento, antes que en el disfrute; y es precisamente ese centrar la atención en el rendimiento lo que afecta a su funcionamiento. Si descubre que empieza a prestar más atención al rendimiento, procúrese ayuda de algún terapeuta acreditado, y si aún le quedan cuestiones por resolver, consulte con su médico. Existen pruebas específicas capaces de ayudar a determinar si sus problemas asociados sexualmente son de origen psicológico o físico. La mayoría de las veces comprobará que no existe ningún problema físico.

No obstante, allí donde existen problemas físicos pueden hacerse actualmente muchas cosas mediante prótesis (implantes silásticos que son permanentemente rígidos, semirrígidos o hinchables), instrumentos de asistencia (como una bomba de vacío y un cinturón Velcro para colocar en la base del pene erecto [véase la Figura 8-1] o el uso de inyecciones de papaverina) o con terapia hormonal. El método revolucionario más reciente, sin embargo, es el uso del Viagra, que soluciona un alto porcentaje de impotencias.

Si sospechara la existencia de un problema y se sintiera incómodo a la hora de plantear el tema de la incomodidad sexual (algunas mujeres pueden sentir incomodidad con las relaciones sexuales a causa de una zona vaginal reseca debida a la hiperglucemia o al envejecimiento) o por problemas de rendimiento, anótelo y presente el problema por escrito. Si analiza tales problemas descubrirá que la información le será ofrecida confidencialmente, como se haría con cualquier otra función del cuerpo. Si en el momento de su consulta hubiera presentes otros profesionales de la salud o estudiantes, pida hablar con el médico en privado. Describa lo que cree que esté sucediendo. Su profesional de la salud sabe qué preguntas debe hacerle para descubrir la mejor solución al problema, si se descubre que, efectivamente, existe un problema.

Para cualquier tratamiento, el profesional de la salud tendrá en cuenta sus creencias y actitudes, su historial de desarrollo físico y si se ve a sí mismo desempeñando un papel de hombre o de mujer. También podrá ayudarle a efectuar cambios, o le aconsejará visitar al colega adecuado.

Su participación personal en todas las medidas de higiene y el informar inmediatamente de cualquier infección o herida que pueda haberse producido, ayudarán al equipo de salud a mantenerlo en el mejor estado físico posible. El resultado será que se sentirá mejor consigo mismo y con respecto a su salud.

9. ¿Cómo se controla la diabetes?

Se sabe que la diabetes provoca altos niveles de glucosa en sangre, pero ¿cómo saber hasta qué punto ha ocurrido eso en su caso? Cuando la insulina es demasiado baja y los niveles de glucosa son demasiado altos, la glucosa no está llegando a las células. ¿Cómo saber en qué medida la glucosa no ha entrado en la célula y, en consecuencia, hasta qué punto necesita otra fuente de energía (ácidos grasos)? La respuesta a corto plazo consiste en efectuar análisis de orina para detectar niveles de glucosa en sangre y cetonas. Para la respuesta a largo plazo se realizan análisis para comprobar los niveles de fructosamina o proteína sérica glucosilada (tales exámenes muestran el control sobre los últimos siete a diez días). Un análisis de hemoglobina glucosilada (especialmente de hemoglobina A_{1c}), proporciona la respuesta a más largo plazo, al mostrar el control durante un período de dos a tres meses, indicando el porcentaje de glucosa adherida a la proteína de los hematíes, que está por encima de lo normal.

Sin tales análisis, las personas con diabetes no pueden saber si su diabetes está realmente controlada. Los análisis regulares le permiten saber el estado actual de la enfermedad. Mantener los niveles de azúcar en sangre (glucosa) lo más normales posible es el mejor modo de prevenir o retrasar las complicaciones vasculares (vasos sanguíneos) o neurológicas (nerviosas). Los altos niveles de azúcar en sangre (glucosa) provocan daños en las células del cuerpo. Se sabe que si los animales tienen un nivel de azúcar en sangre de 150 mg/dl (8 mMol) o más, desarrollan enfermedades de los vasos sanguíneos, los riñones, los nervios y los ojos. También se sabe que los indios pima con diabetes que participaron en un estudio y que mantuvieron un nivel de azúcar en sangre (glucosa) de 165 mg/dl (9 mMol) o superior, desarrollaron las mismas complicaciones de la enfermedad. Las conclusiones a las que han llegado estos y otros muchos estudios es que cuanto más elevado es el nivel de azúcar en sangre, tanto mayor es la posibilidad de que aparezcan problemas físicos. Si no se mantienen controlados los niveles de azúcar en sangre durante la mayor parte del tiempo, los esfuerzos parciales servirán de muy poco.

Frecuencia de los análisis

Los estudios efectuados en diversas partes de Estados Unidos han indicado que la medición individual de la glucosa en sangre, efectuada en la consulta del médico cada pocas semanas o meses, sigue siendo el método más común de control de la diabetes que existe en Estados Unidos. No obstante, otros estudios han demostrado la inutilidad de este tipo de control y son cada vez más las personas que están siendo tratadas por médicos que sopesan los resultados del autoanálisis de glucosa en sangre (SMBG) y alguna forma de análisis de la hemoglobina glucosilada (como HgA_{1c}, o HgA_1), en lugar de tomar una sola medición de la glucosa en sangre.

La filosofía de obtener una medición de la glucosa en sangre en ayunas o después de una comida en la consulta del médico es que la glucosa en sangre es relativamente estable y que la medición obtenida de ese modo refleja el nivel de las últimas pocas semanas, y predice el nivel para las próximas pocas semanas. Nada podría estar más lejos de la realidad. Recientemente, revisamos el gráfico de un paciente y descubrimos los siguientes niveles de azúcar en sangre tomados en consulta a intervalos de tres meses: 217, 67, 197, 46 y 125 mg/dl. Si el control se basara en estas mediciones, la medicación se habría incrementado en los niveles de azúcar en sangre de 217 y 197, y disminuido en 67 y 46, manteniéndose igual en 125. En realidad, y en comparación con el HgA_{1c}, las medias de azúcar en sangre (glucosa) obtenidas mediante autoanálisis fueron aproximadamente las mismas en cada visita, lo que indica que no había necesidad de efectuar ningún cambio en la medicación de la diabetes. El azúcar en sangre está cambiando constantemente, de modo que un análisis del mismo en la consulta del médico mide el azúcar en sangre que existe sólo en ese momento concreto.

La frecuencia de los análisis es diferente para las diferentes clínicas. Los investigadores han demostrado que cuanto más análisis se hacen (y cuanto más se responde a los mismos), tanto mejor es el control y menores son las complicaciones. Antes de cada comida y de acostarse a dormir, se encuentran niveles más bajos de glucosa en sangre. Los niveles más altos de azúcar en sangre se encuentran después de las comidas. Una hora después de una comida, el azúcar en sangre será más alto que dos horas después de la comida. Si una persona recordara efectuarse un análisis de los niveles de azúcar en sangre al levantarse y dos horas después de una comida, se obtendría más información útil para el control que si se utilizaran los análisis realizados antes de la comida y de acostarse, que se recuerdan más fácilmente. (El cuadro 9-1 indica los pasos para analizar el azúcar en sangre.) Una vez más, las preferencias del médico pueden conducir a la persona a efectuar los análisis de una u otra forma, es decir, realizarlos después de ayunar y dos horas después de cada comida, o antes de las comidas y a la hora de acostarse. Si el médico no le pide que efectúe análisis de azúcar en sangre en casa, sino que los efectúa sólo en la consulta, puede empezar a pensar que no está recibiendo el mejor de los cuidados.

Cuadro 9-1
Instrucciones para analizar el azúcar en sangre

1. Lávese las manos.
2. Prodúzcase un pinchado en el dedo y obtenga la gota de sangre «que cae».
3. Ponga en marcha el reloj automático.
4. Coloque la sangre sobre la tira del análisis.
5. Limpie o deje secar, según se indique.
6. Coloque la tira en la máquina si esto no se hubiera hecho en un paso anterior.
7. Lea los resultados al final del período de análisis.
8. Anote los resultados.

CUADRO 8-2

Instrucciones para analizar la orina en busca de cetonas

1. Recoja la orina en un recipiente no encerado.
2. Introduzca el palo* o la tira de análisis en la orina, o vierta una gota de orina sobre una pastilla. (Si comprueba la orina con Clinitest, se coloca una pastilla en el tubo de ensayo conteniendo dos gotas de orina por diez gotas de agua, o cinco gotas de orina por diez gotas de agua, dependiendo de la «tarjeta» que tenga usted.)
3. Espere el tiempo indicado.
4. Lea el resultado.
5. Anote el resultado.

* Los palos o tiras de análisis se pueden sostener bajo el chorro de orina, pero asegúrese de que el tiempo mantenido es el correcto.

Qué analizar

No cabe la menor duda de que el azúcar en sangre debería analizarse si la persona se siente enferma o en un estado fuera de lo normal. Además de las prácticas regulares de análisis (un mínimo de tres a cuatro veces al día, tres días a la semana para aquellos que tienen diabetes del tipo I; un mínimo de cuatro veces al día, una vez a la semana para los que tienen diabetes del tipo II), deberían añadirse otros análisis, según sean necesarios. (Recuerde que, según se ha descubierto, cuanta más información obtenga gracias a una mayor frecuencia de los análisis, tanto mejor podrá utilizar esa información para controlar su azúcar en sangre.)

Si los resultados del análisis del azúcar en sangre son de 250 mg/dl (14 mMol) o superiores, la mayoría de los profesionales de la salud le aconsejarán que se analice la orina en busca de cetonas (véase cuadro 9-2). Si se siente enfermo, le aconsejarán que se analice la orina en busca de cetonas aunque los niveles de azúcar en sangre no sean elevados. Si se prepara para realizar ejercicio y descubre niveles de azúcar en sangre de 250 mg/dl (14 mMol) o superiores, debería analizar la presencia de cetonas para determinar si debe hacer o no ejercicio.

El análisis de orina para detectar glucosa ya casi no se recomienda. La principal razón es que se obtendrá información falsa con un umbral renal elevado o disminuido. El umbral renal se puede determinar vaciando la vejiga y comprobando esta orina con la realización de un análisis concurrente de azúcar en sangre (glucosa). A continuación debe tomar una comida, comprobar la orina y el azúcar en sangre al cabo de una hora, de dos horas y de tres horas. El umbral renal viene determinado por la conjunción de cada resultado del azúcar en sangre con el análisis de orina que lo sigue (no del análisis de orina tomado al mismo tiempo que el de azúcar en sangre). El umbral renal normal es hallar niveles de azúcar en sangre de 160-180 mg/dl (9-10 mMol). A menudo, los niños tienen umbrales renales de menos de 160 mg/dl (9 mMol). Los ancianos muestran tendencia a tener umbrales renales superiores a 180 mg/dl (10 mMol) y a menudo superiores incluso a 200 mg/dl (11 mMol). Recuerde que el daño para los vasos sanguíneos y los nervios se inicia a niveles de azúcar en sangre superiores a los 150 mg/dl (8 mMol), de modo que una persona con un umbral de 200 mg/dl (11 mMol) podría tener un análisis negativo de orina para el azúcar (glucosa) y seguir desarrollando complicaciones.

Si los análisis de glucosa en sangre son inaceptables y se desconoce el nivel del umbral renal, será útil disponer de la información de los análisis de orina. Ciertamente, tal información es mejor que no disponer de información alguna. Tenga en cuenta que un valor obtenido de una segunda muestra de orina medirá el azúcar de modo más representativo respecto de lo que se encuentra en la sangre en ese momento. El primer análisis permite a la persona saber cuánta azúcar se ha acumulado durante un período de tiempo y, en consecuencia, aporta una mejor medición a lo largo del tiempo. En muchas ocasiones, la segunda muestra de orina contendrá la misma cantidad de azúcar que la primera (como por ejemplo el 33 por ciento). (Para los niños que no quieren proporcionar la muestra, utilice el método Clinitest de dos gotas, relacionado en nuestra población paciente con los análisis de hemoglobina glucosilada normales o casi normales.) Aunque el análisis de orina para detectar la presencia de azúcar tiene un valor limitado, resulta útil para los niños pequeños que tienen dedos tiernos, o para aquellos individuos que tienen umbrales renales normales. El análisis de orina para detectar el azúcar no tiene prácticamente ningún valor en los adultos, especialmente en los ancianos.

Esto nos hace volver al análisis de azúcar en sangre (glucosa). El análisis de hemoglobina glucosilada es el que aporta las mejores determinaciones generales medidas de los niveles de azúcar en sangre durante un mayor período de tiempo. El análisis de la hemoglobina A_1 (los límites superiores de lo normal están alrededor del 8 al 9 por ciento) incluye los componentes o partes de A_{1a}, A_{1b} y A_{1c}. Se ha descubierto que responden mejor a los aumentos o disminuciones más recientes de niveles de azúcar en sangre, en comparación con el componente más estable de este análisis, la hemoglobina A_{1c}, (los límites superiores de lo normal están alrededor del 6 al 7 por ciento).

Hay, sin embargo, algunos problemas con estos análisis. Pueden verse influidos por la enfermedad de la célula falciforme y otras anormalidades de la hemoglobina (talasemia, hemoglobina fetal), así como por una hematocritis anormalmente alta o baja (la lectura baja de hematocritos tendrá como resultado una hemoglobina glucosilada A_{1c} falsamente elevada, mientras que una lectura de hematocritos alta tendrá como resultado una hemoglobina glucosilada A_{1c} falsamente baja). Si los resultados de los análisis de azúcar en sangre realizados en casa durante los pasados tres meses no parecen corresponder con los resultados de la hemoglobina glucosilada A_{1c}, cabe deducir que pueda estar sucediendo alguna otra cosa, como por ejemplo problemas con la máquina, con el método o exactitud de la prueba, o con los niveles de hemoglobina o de hematocritos. La mayoría de profesionales de la salud prefieren comprobar la hemoglobina A_{1c} cada tres a seis meses.

Como ya se ha comentado antes, los niveles de fructosamina y proteína sérica glucosilada demuestran niveles medios de azúcar en sangre durante los últimos siete a diez días. El primer análisis mide los niveles de glucosa asociados con la albúmina en la sangre; el segundo mide la glucosilación que se ha producido en las otras proteínas encontradas en el suero de la sangre. Este segundo análisis es más estable que el primero, pero también es más caro. El límite superior de la normalidad para el análisis de fructosamina es del 2,8 por ciento, mientras que para la proteína glucosilada es de aproximadamente el 8 por ciento.

Los autoanálisis diarios de niveles de azúcar en sangre son los que proporcionan una mayor información. Estos análisis pueden demostrar la existencia de una pauta que quizá sea el reflejo de la alimentación y la medicación y de las interacciones de estas con la actividad y los estresores de la persona tanto en el hogar como en el trabajo. Existe preocupación acerca de si se debe responder de inmediato a un resultado analítico mediante un aumento o una disminución de la insulina. Para un niño pequeño, predecir la actividad después de que se le haya administrado la dosis extra puede suponer inducirle una reacción insulínica, a menos que tal dosis extra se le administre sólo si está enfermo. Por otro lado, retener la administración de una dosis de insulina porque el resultado del análisis de azúcar en sangre se encuentra en la gama de lo normal, puede iniciar una serie de acontecimientos que conduzcan a una respuesta típica de montaña rusa, o a lo que algunos denominan «terapia de arco iris», para indicar que siempre se anda a la caza del recipiente de oro que existe al final del arco iris, sin alcanzarlo nunca. El método algorítmico de ajuste de la insulina se basa al menos en administrar insulina por encima de la dosis diaria habitual básica. De ese modo, la persona no se encuentra en la situación de recibir insulina y luego tener que recibir más, en un momento posterior, para «compensar».

A menos que la persona esté enferma, cuando se utilizan dosis suplementarias de insulina para responder a niveles elevados de azúcar en sangre para evitar una cetoacidosis diabética de la persona, las infrecuentes «puntas» de azúcar en sangre pueden representar respuestas emocionales en un momento concreto y, en consecuencia, no necesitar de ninguna respuesta inmediata. Si se apreciara el desarrollo de una pauta en la elevación o descenso de los niveles de azúcar en sangre, habría que hacer algo antes de que se produzca la respuesta de azúcar en sangre, en lugar de esperar a hacerlo después de que ocurra. Mediante el uso de este enfoque, los profesionales de la salud enseñan a la gente a revisar sus resultados cada dos o tres días y a efectuar ajustes que afecten a las pautas que observen. Los profesionales que utilizan el enfoque algorítmico individualizan la cantidad de insulina que se administra cuando los niveles de azúcar en sangre son de 150 mg/dl (8 mMol) o superiores. Si esta insulina extra se necesitara con frecuencia, termina por añadirse a la dosis previa. Para el adulto, resulta útil emplear una combinación de estos dos métodos.

Utilización de la información de los análisis

Quizá se necesiten explicaciones más claras acerca de los métodos de control. Hay varios métodos de controlar la insulina, y son los que se indican a continuación.

Método 1: gestión completa por parte del médico

El médico puede pedirle o no al paciente que efectúe un autocontrol de azúcar en sangre. Sean cuales fueren los métodos de análisis utilizados, toda la información obtenida se le lleva al médico, que es quien toma todas las decisiones sobre cambios en la insulina y la comida.

Método 2: escala de deslizamiento

Con este método se le permite al paciente tomar decisiones sobre cambios diarios de insulina, basándose en complejas tablas de valores de azúcar en sangre y necesidades de insulina. La escala de deslizamiento tiene dos grandes defectos. En primer lugar, la insulina administrada tras un hecho, como por ejemplo un nivel de azúcar en sangre al mediodía, no predice la insulina que se necesitará dentro de las seis horas siguientes, sino que refleja más bien la insulina que se necesitó en las seis horas anteriores. Así pues, siempre se está seis horas por detrás de los acontecimientos, en una especie de montaña rusa del control. El otro defecto es que hay un punto límite de azúcar en sangre por debajo del cual no se administra insulina. Hay que recordar que la insulina Regular sólo dura seis horas, de modo que aun cuando existe un nivel bajo de azúcar en sangre, se tiene que administrar algo de insulina para cubrir el tiempo en que la dosis anterior se ha agotado.

Método 3: algoritmos

Los algoritmos son fórmulas para cambiar la insulina. Son similares a la escala de deslizamiento, excepto que las fórmulas se sobreimponen sobre un fondo de dos o más dosis de insulina intermedia (NPH o Lente) o de acción prolongada (PZI o Ultralente). La insulina Regular en el momento de las comidas y/o por la noche se cambia según una fórmula básica, dependiendo del azúcar en sangre en ese momento. El principal defecto de este sistema es que la insulina vuelve a administrarse después del hecho. No obstante, el sistema puede funcionar bien si se elige la cantidad de insulina suplementaria basándose en cambios en la ingesta de comida o en los niveles de actividad, o bien en la necesidad consistente de añadir insulina extra a la dosis previa.

Un ejemplo de este último tipo de gestión sería el siguiente: supongamos que una persona toma una mezcla de NPH y Regular para el desayuno, con Regular para la cena y NPH para la hora de acostarse (un régimen bastante corriente), y que muestra persistentemente niveles elevados de azúcar en sangre antes del desayuno. Esa persona tiene un algoritmo para incrementar la insulina Regular de la mañana en una unidad por cada 50 mg que el azúcar en sangre lo que hace que aparezca elevado por encima de los 150 mg/dl (8 mMol) por lo que aumentaría por tanto la cantidad de Regular tomada por la mañana si se produjera un elevado nivel de azúcar en sangre. No obstante, el problema del aumento del azúcar en sangre en ayunas significa que hay necesidad de administrar más NPH a la hora de acostarse, y no de tomar más insulina Regular por la mañana. Un aumento de la insulina Regular administrada por la mañana podría causar una reacción posterior, a lo largo del día. Si se utiliza el sistema del algoritmo, la insulina Regular extra administrada por la mañana debería considerarse como una insulina suplementaria y quedar registrada aparte en el cuaderno de registro de cantidades tomadas.

Si el problema fuera recurrente (varios días seguidos), el «suplemento» debería añadirse aumentando la dosis de NPH tomada por la noche, en lugar de tomar continuamente el Regular como un suplemento por la mañana.

Método 4: elevación pautada de la glucosa

En este método se prescribe un régimen básico de dos, tres o cuatro dosis de insulina, y se comprueba el azúcar en sangre cuatro veces durante tres días consecutivos (en ayunas y dos horas después de cada comida, o antes de la comida y a la hora de acostarse). Entonces, se analiza la pauta de valores de azúcar en sangre y se altera la insulina o insulinas apropiadas antes de que llegue el momento en el que se producen niveles alterados de azúcar en sangre. Veamos un ejemplo: la persona toma NPH/Regular antes del desayuno, Regular antes de la cena y NPH a la hora de acostarse. Se comprueba el azúcar en sangre después del desayuno o antes del almuerzo, después del almuerzo o antes de la cena, después de la cena o a la hora de acostarse y antes del desayuno. Se prescribe una gama objetivo de valores de azúcar en sangre para cada período de tiempo y se comparan con dicho objetivo los valores obtenidos durante el período de tres días.

Si el nivel de azúcar en sangre antes del desayuno es demasiado elevado o muy bajo (nuestro objetivo es 60-120 mg/dl [3-7 mMol]), se cambia el NPH administrado a la hora de acostarse. Si el nivel después del desayuno o antes del almuerzo no ha alcanzado el objetivo propuesto (70-150 mg/dl [4-8 mMol]), se cambia el Regular administrado por la mañana. Si el azúcar en sangre de la tarde está desequilibrado (70-150 mg/dl [4-8 mMol]), entonces se cambia el NPH de la mañana. Si está desequilibrado el azúcar en sangre de la noche (70-150 mg/dl [4-8 mMol]), entonces se cambia la insulina Regular administrada para la cena.

En el caso de utilizar un régimen insulínico diferente, se aplican los mismos principios; sólo hay que recordar que la insulina Regular actúa durante las seis horas después de su administración y alcanza su pico en dos a cuatro horas; la NPH o Lente actúa durante las doce horas después de ser administrada, con una acción pico hacia las seis a ocho horas después de la inyección. Al comprender cuándo se alcanza un determinado pico insulínico y cuál es su duración, se puede saber cuándo controlar el azúcar en sangre y cómo utilizar los resultados para comprobar la dosis insulínica. De este modo se puede conseguir un control excelente.

Suministros y equipos de análisis

Para efectuar los autoanálisis de niveles de azúcar en sangre se necesitan una serie de suministros: lancetas para pinchar el dedo, el instrumento para efectuarlo y la máquina y/o varillas o pastillas utilizadas para analizar la sangre o la orina. La forma más efectiva de limpiarse los dedos es lavándose las manos con agua caliente y jabón. ¿Y si se viaja? Es útil llevar consigo alcohol y otros artículos de limpieza.

Análisis de orina

Los análisis para detectar cetonas en la orina son una prueba con pastilla, Acetest, y las pruebas con varillas (Chemstrip uK y Ketostix). Chemstrip y Ketostix se combinan para analizar también la presencia de azúcar en la orina (Chemstrip uGK y Ketodiastix). También se encuentran por separado las varillas para comprobar la glucosa (Chemstrip uG y Diastix). También están disponibles Clinistix, Test-Tape y Clinitest (pastillas) para comprobar la presencia de glucosa en la orinal. Biotel se utiliza para efectuar diversos análisis de comprobación y, del mismo modo, hay varillas Multichem.

Lancetas

Las lancetas deberían ser agudas y fáciles de sostener por la máquina o a mano. Algunas lancetas sólo encajan en algunas máquinas, pero no en otras. Las lancetas B-D Micro-Fine se fabrican para su uso con el B-D Autolance, mientras que las lancetas Monoject, Surelet, EZ-lets y Trends encajan con la mayoría de los principales instrumentos. La lanceta Monoject tiene una punta tridentada, mientras que las Unilet-Lite y Trends tienen un borde dentado que supuestamente sirve para lograr una mejor penetración con una menor incomodidad. Las lancetas EasyStick y Soft Touch pueden utilizarse con la mayoría de unidades, excepto con B-D- Autolance y Glucolet. La lanceta de Sugar System se utiliza tanto con Autolet como con Glucolet, mientras que la lanceta Exac-Tech utiliza el Ultra TLC.

Las máquinas para sostener las lancetas son variadas. Los instrumentos en forma de bolígrafo son Monoject, Pen-let, Soft Touch, ExacTech, Dialet, Hypolet y Glucolet. El B-D Autolance ha diseñado especialmente lancetas M-D Micro-Fine de calibre veintitrés. El Autolet y, más recientemente, el Autolet Lite disponen de plataformas que controlan la profundidad de la penetración (véanse figuras 9-1 y 9-2).

Se están llevando a cabo continuas actualizaciones y mejoras tanto en las varillas como en las máquinas para medir los niveles de azúcar en sangre. La calidad de estos instrumentos y varillas sigue siendo elevada y la tecnología mejora casi a diario.

Varillas

Algunas varillas son específicas para la lectura a simple vista, mientras que otras sólo pueden ser utilizadas con máquinas o con una combinación de lectura a simple vista y máquinas. Las Trend-Strips tienen una lectura de 0 a 800 (un análisis de dos minutos; tres minutos si la cantidad de azúcar en sangre es superior a 240 mg/dl [13 mMol]). La Ultra tiene lecturas de 0 a 600 (análisis de noventa segundos). La Chemstrip bG (con tiempos iguales que la Trend-Strips), la Glucostix Reagent Strips y Diascan Strips tienen lecturas de 20 a 800. Cuando se leen a simple vista, Diascan y Glucostix se restriegan o emborronan después de treinta segundos, y Trend-Strips exigen una espera de sesenta segundos antes de restregarse. Después de otros sesenta segundos adicionales (noventa segundos para Glucostix y TrendStrips), se lee la Diascan. Todas las demás varillas son leídas por la máquina (por ejemplo, Glucofilm es utilizada por Glucometer 3). Chemstrip bG dispone de un lector visual de la varilla llamado Match-Maker.

Máquinas

Las máquinas son cada vez más fáciles de utilizar (One Touch, ExacTech, Diascan S), cada vez más pequeñas (Tracer II, el ExacTech en forma de bolígrafo, llamado ahora Medisense, o el Glucometer 3 y el ExacTech en forma de tarjeta de crédito), más exactas

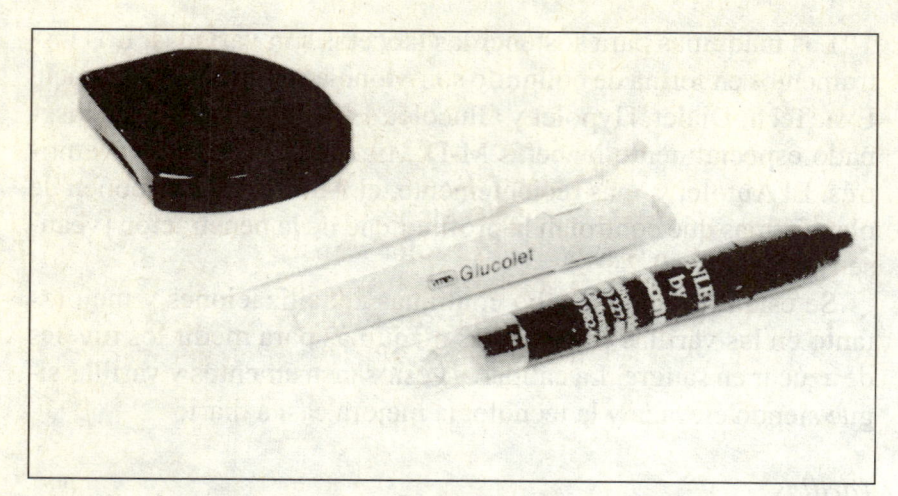

Figura 9-1

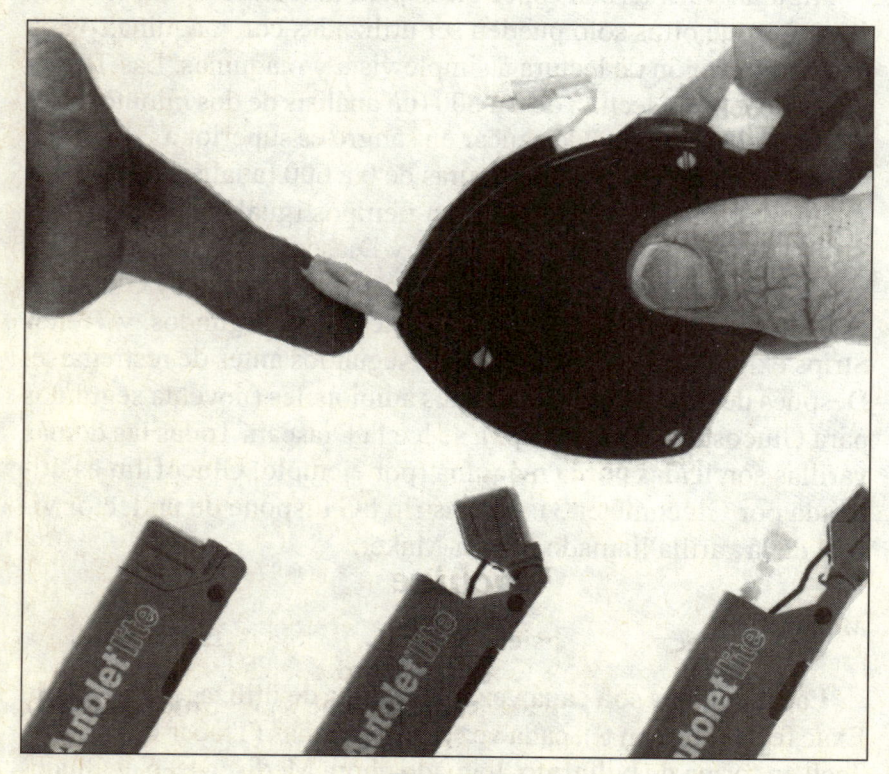

Figura 9-2

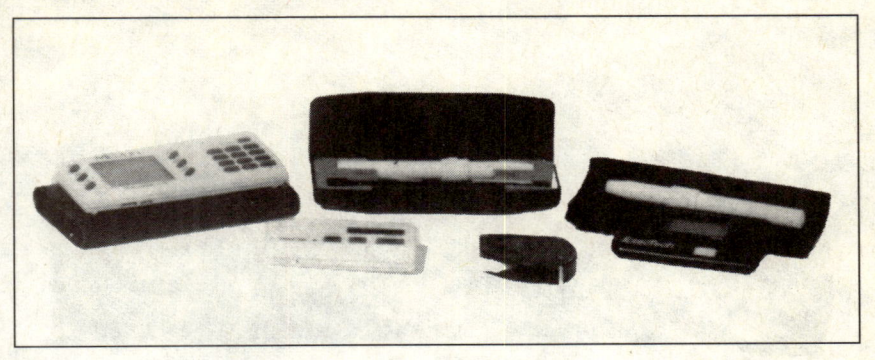

Figura 9-3

y menos caras. También hay nuevas tecnologías, como el láser y otras, que pueden emplear una membrana reutilizable, en lugar de una varilla o una tira desechable. Hay aparatos electrónicos más sofisticados, como en el ExacTech, que utiliza una señal eléctrica en la tira, en lugar de un canal químico de color. AccuChek IIM dispone ahora de una «voz» que informa audiblemente del nivel de azúcar en sangre, y a través de su cuaderno electrónico «Merlin» puede adaptarse al ordenador (véase figura 9-3). El GlucoScan 3000 y Lifesan One Touch también tienen un sistema computarizado de memoria para banco de datos y una pantalla e impresora llamada Data Manager. Checkmate GlucoScan 3000 (véase figura 9-4), una de las máquinas más recientes, dispone de un instrumento para pinchar el dedo, que va incorporado en la máquina.

La más antigua máquina con capacidad de audio fue BetaScan Audio. Diascan-SVM y el paquete Touch «n» Talk de One Touch, también tienen capacidades de audio. Diascan-S y el Accu-Chek III pueden notificar al usuario si existe un error en la técnica empleada. Glucometer 2 está siendo refinado (ahora ya se dispone del Glucometer 3). El Glucometer 2, Glucometer 3, Glucometer M+, Diascans, GlucoScan 3000, Romeo y el Trends Meter, disponen todos de memoria. Cada una de estas máquinas almacena en su memoria un número específico de lecturas de azúcar en sangre (véase figura 9-5). Con el programa de datos Glucofacts del Glucometer M se pueden analizar los datos por ordenador y obtener una copia impresa para facilitar el acceso. El Ultra no necesita se-

Figura 9-4

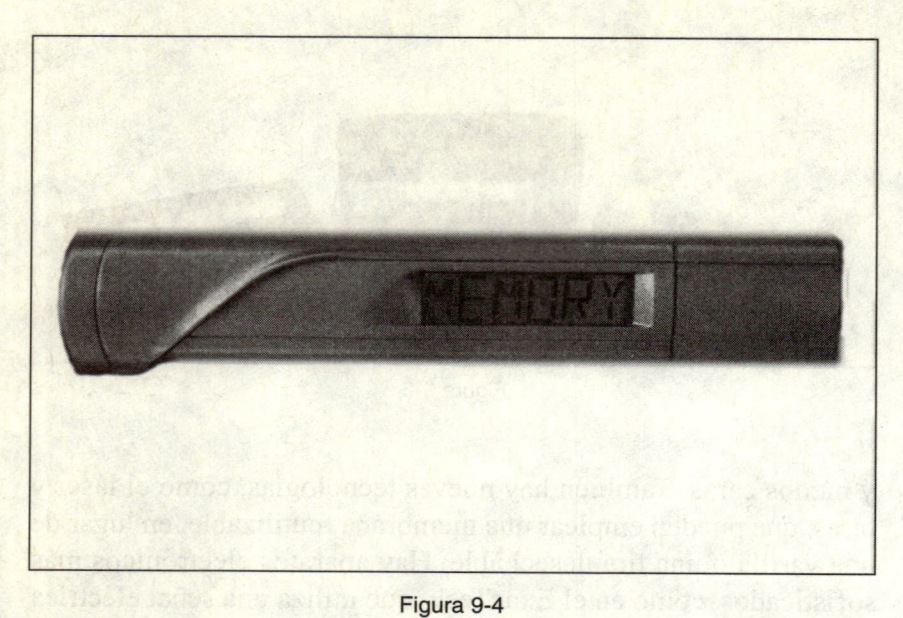

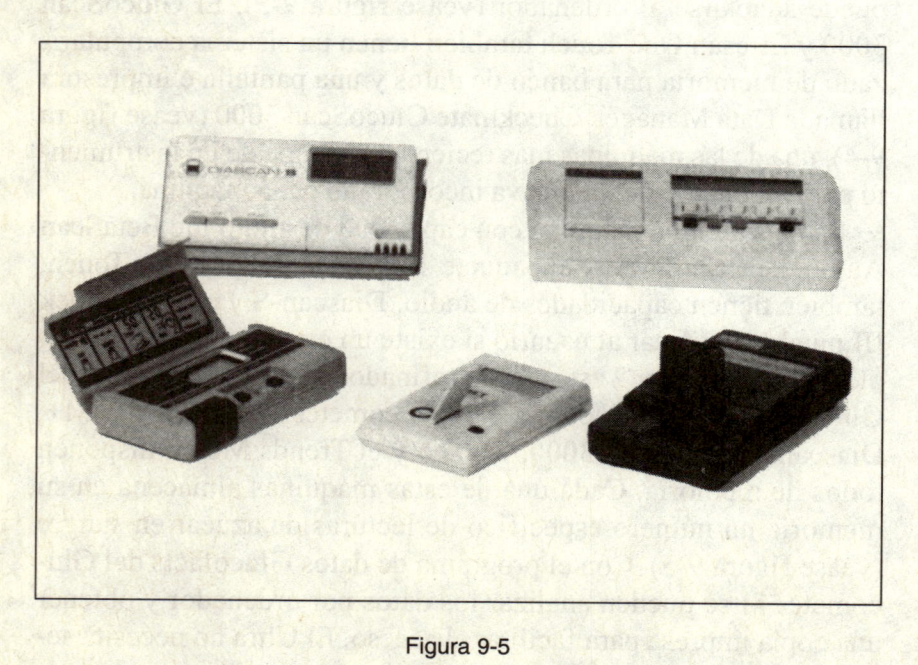

Figura 9-5

Figura 9-6

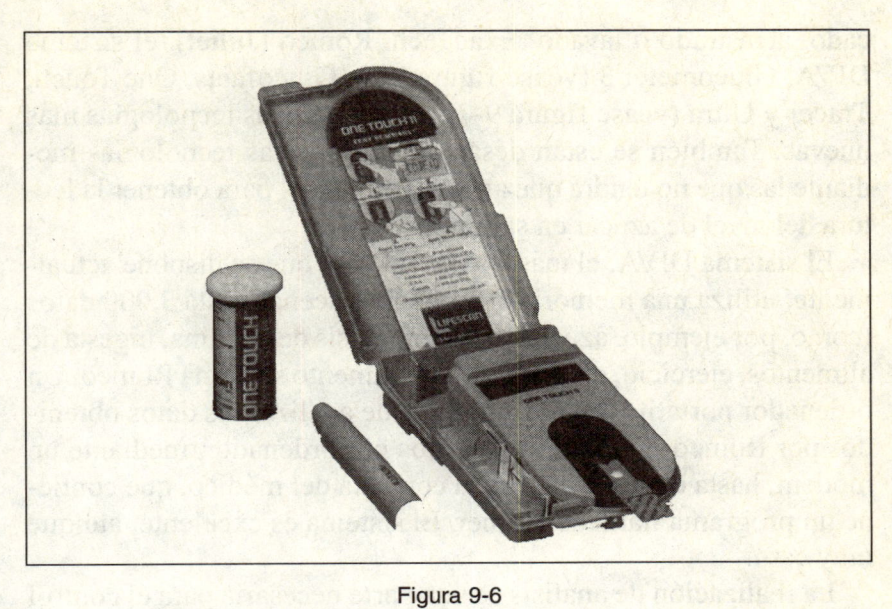

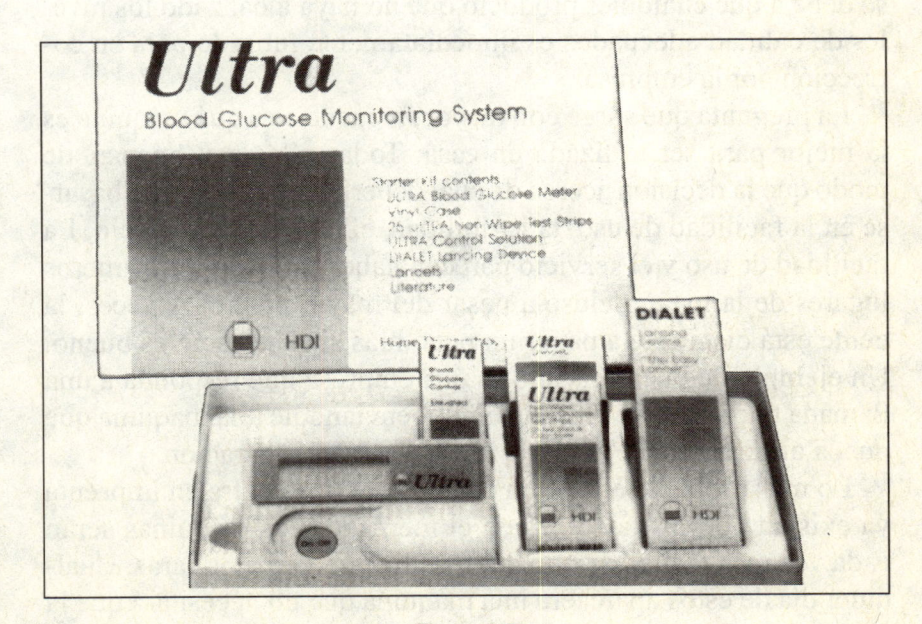

Figura 9-7

115

cado, arrastrado o lavado. ExacTech, Romeo (Juliet), el sistema DIVA, Glucometer 3 (véase figura 9-6), Glucofacts, One Touch, Tracer y Ultra (véase figura 9-7) representan las tecnologías más nuevas. También se están desarrollando nuevas tecnologías mediante las que no tendrá que atravesarse la piel para obtener la lectura del nivel de azúcar en sangre.

El sistema DIVA, el más sofisticado del que se dispone actualmente, utiliza una memoria capaz de almacenar hasta 3.000 datos (como, por ejemplo, azúcar en sangre, dosis de insulina, ingesta de alimentos, ejercicio, etcétera). El instrumento se llama Romeo. Un ordenador portátil llamado Juliet puede analizar los datos obtenidos por Romeo y hasta transmitirlos por ordenador, mediante un módem, hasta el ordenador de la consulta del médico, que contiene un programa llamado Homer. El sistema es excelente, aunque muy caro.

La realización de análisis es una parte necesaria para el control y para los cuidados cotidianos. Elegir los productos meticulosamente facilita el cuidado diario. Si bien es cierto que los productos de calidad han demostrado ser estables a lo largo del tiempo, esto se debe a que cualquier producto que no haya alcanzado los niveles de calidad adecuados es inmediatamente retirado para su corrección por la empresa.

La pregunta que surge con mayor frecuencia es qué máquina es la mejor para ser utilizada en casa. Todas ellas son buenas, de modo que la decisión acerca de cuál debería utilizarse ha de basarse en la facilidad de uso, la legibilidad, el precio y el servicio. La facilidad de uso y el servicio parecen haber ocupado los primeros lugares de la lista, incluso a pesar del mayor precio. A veces, la gente está dispuesta a pagar un poco más si el servicio es bueno. Un ejemplo de buen servicio es una empresa que responda a una llamada telefónica de un consumidor enviándole una máquina que pueda utilizar si debe enviarle la suya para su reparación.

Lo más probable es que en cuanto este libro entre en imprenta ya existan nuevas máquinas en el mercado. Las máquinas serán cada vez más fáciles de utilizar, más ligeras y menos caras. Cualquier día de estos aparecerá una máquina que no necesitará que la persona se efectúe ningún corte en el dedo. Y eso no es necesariamente un deseo, sino que ya en la actualidad se está desarrollando esta clase de máquina. Aunque transcurrirá algún tiempo antes de que puedan ser miniaturizadas lo suficiente como para ser usadas en el hogar, o su precio sea lo bastante asequible, recuerde que los ordenadores actuales que caben en su bolsillo ocupaban el espacio de toda una habitación y costaban una verdadera fortuna hace no tantos años. El análisis del nivel de azúcar sin derramamiento de sangre será una realidad en el futuro.

Resumen

El autoanálisis del azúcar en sangre, la mayor innovación en el ámbito de la diabetes ocurrida en los últimos quince años, nos permite ahora obtener el grado de control necesario para prevenir las graves complicaciones que puede causar la enfermedad. Cada persona con diabetes mellitus, ya sea del tipo I o del tipo II, debería efectuar autoanálisis. Cuando la diabetes es inestable (como sucede en el caso de la enfermedad), o cuando se efectúan cambios, deberían efectuarse análisis cuatro veces al día durante cada día. Una vez que la diabetes mellitus se haya estabilizado, serán necesarios menos análisis, aunque sería conveniente seguir efectuándolos.

A partir de una amplia experiencia, tenemos la sensación de que las personas con diabetes del tipo I deberían efectuar autoanálisis del azúcar en sangre (llamado SMBG por las siglas en inglés de «autocontrol de glucosa en sangre») cuatro veces al día durante un mínimo de tres días a la semana. Para las personas con diabetes del tipo II, es necesario controlar los niveles tres o cuatro veces al día, durante por lo menos dos días a la semana. Para personas que toman insulina, ya tengan diabetes del tipo I o del tipo II, es necesario que dispongan de una máquina con la que efectuar un SMBG. Para personas con diabetes del tipo II que siguen una dieta, o una dieta más agentes orales, es permisible el uso de análisis con varilla o tira visual, pero se anima a que utilicen también los análisis por máquina.

Los datos obtenidos de este autocontrol de la glucosa en sangre permiten dar frecuentes respuestas gracias a los ajustes introducidos en la alimentación, la medicación para la diabetes y la actividad. El combinar todo ello con frecuentes mediciones efectuadas por el médico de la hemoglobina A_{1c} (HgB AC), la fructosamina o las proteínas glucosiladas, el autoanálisis resulta extremadamente efectivo a la hora de facilitar o permitir un buen control.

Vale la pena repetir que con un buen control se sentirá usted mejor y estará más lleno de energía y será más productivo. Y, lo que es más importante, dispondrá del control sobre su propia vida y destino y, en consecuencia, será más capaz de prevenir tanto las complicaciones agudas como las crónicas de la enfermedad.

10. Posibles complicaciones de la diabetes

En cualquier momento en que se desequilibra la química del cuerpo se producen necesariamente cambios adversos en los tejidos histiológicos. El ambiente, los alimentos que ingiere, el estrés al que se halla sometido y las enfermedades o incapacidades contra las que pueda estar luchando, constituyen toda una diferencia en la fisiología de su cuerpo, es decir, en la forma en que éste responde. Si tiene una forma de controlar los agentes «estimuladores» de estos cambios, le será posible reducir al mínimo el daño que puedan causar tales cambios. Lo mismo sucede con la diabetes mellitus. Las células del cuerpo están acostumbradas a recibir cantidades determinadas de glucosa en el sistema. Si existe demasiada o muy poca, pueden producirse cambios en la función, tamaño y estructura celular.

Hay tres series de cambios que pueden producirse en la persona que tiene diabetes: cambios agudos, cambios intermedios y cambios crónicos. Los cambios agudos o complicaciones son la cetoacidosis diabética, la hipoglucemia y el síndrome hiperglucémico hiperosmolar no cetótico. Los cambios intermedios son los que implican enfermedad, cirugía, embarazo y viajes. Los cambios crónicos son aquellos que afectan a los nervios (neuropatía), los riñones (nefropatía), los ojos (retinopatía) y los grandes vasos sanguíneos (macroangiopatía). Los cambios crónicos se observan gracias al dolor, la insensibilidad, la incapacidad para ver, la incapacidad para ir al cuarto de baño, etcétera. La retinopatía, la nefropatía y quizá la neuropatía tienen alguna asociación, directa o indirectamente, con los vasos sanguíneos pequeños.

Complicaciones agudas

Cetoacidosis diabética

La cetoacidosis diabética puede ir precedida por la cetosis diabética, que también puede aparecer precedida por la hiperglucemia. Como ya hemos visto, la hiperglucemia puede darse cuando se produce una ausencia absoluta o una inaccesibilidad relativa de insulina. La cetosis diabética se produce cuando la insulina es deficiente y la glucosa ya no puede llegar a las células, por lo que se necesita una fuente alterna de energía (grasa). El resultado es la producción de cetona. La cetoacidosis diabética, la afección más grave, se produce cuando un desequilibrio debido a una grave o prolongada deficiencia insulínica conduce a la deshidratación y el desequilibrio químico (electrolítico). (Véase el cuadro 10-1 para consultar los signos y síntomas de la cetoacidosis diabética.)

La cetoacidosis diabética es una afección grave. Los niveles de glucosa en sangre no son necesariamente elevados (por ejemplo, en un caso vimos un valor de 190 mg/dl [10,6 mMol]). Habitualmente, sin embargo, el nivel es elevado, del orden de 300-900 mg/dl (18-50 mMol). La producción de cetonas debidas a la descomposición de la grasa hace que el cuerpo sea más ácido. Es entonces cuando ocurren los problemas, puesto que el cuerpo no puede existir si es demasiado ácido o demasiado alcalino. La acidez se manifiesta o se observa por química (bioquímicamente) y por respiración trabajosa (Kussmaul o respiraciones pesadas y laboriosas). La respiración de Kussmaul es el intento del cuerpo por descomponer y desprenderse de algo del ácido existente en el sistema (dióxido de carbono y su forma anterior, el ácido carbónico).

La cetoacidosis diabética se trata con fluidos intravenosos (para diluir los niveles de glucosa existentes en el sistema y rehidratar a la persona deshidratada), con insulina (para ayudar a que la glucosa llegue a las células) y con sustancias químicas llamadas electrolitos. Dos de las sustancias químicas más comunes que necesitan sustitución son el potasio y el sodio. Estos intervienen en las funciones celulares relacionadas con los cambios eléctricos que ocurren en el cuerpo, particularmente en el corazón y en el cerebro. Los primeros fluidos que se administran se denominan «extensores del plasma» y pueden variar desde sangre a soluciones salinas. El fluido preferente suele ser la solución salina normal (una solución de agua y sal equilibradora para el cuerpo).

CUADRO 10-1
Cetoacidosis diabética a causa de la hiperglucemia

	Hiperglucemia	Señales y síntomas	Causas	Tratamiento
↓↓↓↓↓		Aumento de la sed Aumento de la orina	No hay suficiente insulina, demasiada comida, insuficiente ejercicio, estrés, medicaciones	Fluidos, insulina
←	Glucosuria	Deshidratación Visión borrosa	Crecimiento, embarazo, enfermedad	Fluidos, insulina
↓↓↓↓↓↓↓↓	Cetosis	Respiración pastosa Pérdida de peso Acetona en la orina Azúcares en sangre superiores a 250 mg/dl (14 mMol)		Fluidos, insulina
↓↓↓↓↓↓↓↓	Cetoacidosis	Desequilibrio electrolítico Náuseas Vómitos Respiración de Kussmaul Pulso rápido y filiforme (tenue, débil)		Fluidos, insulina, potasio, otras sustancias químicas según se necesiten
→	Coma Síndrome hiperosmolar no cetótico (visto raras veces en la diabetes de tipo I)			Fluidos, insulina, potasio, otras sustancias químicas según se necesiten

121

Una vez que los niveles de glucosa en sangre descienden hasta un cierto punto (es decir, alrededor de unos 300 mg/dl [17 mMol]), el cuerpo necesita algo de combustible para no tener que producir más cetonas (cetogénesis) y no descender por debajo de los niveles normales de glucosa en sangre (hipoglucemia). Entonces se añade glucosa como parte de la solución salina (D5 o D10, habitualmente a la mitad de la salina normal). La decisión depende de si hay equilibrio en el nivel salino del cuerpo, según determinen (analice) los frecuentes controles electrolíticos en el laboratorio. Casi siempre se añade potasio a los fluidos intravenosos, así como otras sustancias químicas, si tales sustancias no recuperan sus niveles normales durante el proceso de rehidratación. También se administra insulina, habitualmente por vía intravenosa, hasta que nos niveles de glucosa en sangre alcanzan su valor casi normal y estable.

Hipoglucemia

La hipoglucemia puede dividirse en el verdadero estado de bajo nivel de glucosa en sangre o en el estado «falso» que imita el bajo nivel de glucosa en sangre. La adrenalina que se libera cuando el cuerpo siente que está en crisis provoca los síntomas de temblor, irritabilidad, hambre y debilidad que suelen ir asociados con la percepción de la hipoglucemia.

La hipoglucemia «falsa» se produce cuando el nivel de glucosa en sangre se encuentra todavía en el ámbito normal pero desciende rápidamente durante un corto período de tiempo, o cuando alcanza un nivel al que el cuerpo no está acostumbrado. Si la persona ha tenido niveles de glucosa en sangre muy altos durante un prolongado período de tiempo y los valores descienden rápidamente, pueden aparecen los síntomas de la hipoglucemia. La literatura de que se dispone hasta la fecha demuestra únicamente que si los niveles de glucosa en sangre descienden rápidamente 50 mg/dl, los síntomas no se producen. Los síntomas suelen experimentarse cuando los niveles de glucosa en sangre descienden con mayor rapidez y en mayores cantidades (es decir, 100 mg/dl [6 mMol]). Los síntomas son los de descarga de adrenalina, niveles de

CUADRO 10-2
Reacción insulínica: hipoglucemia, choque insulínico

Síntomas		Tratamiento
Suave:	Irritabilidad, temblores, debilidad, hambre **Azúcar en sangre:** **41-60 mg/dl (2-3 mMol)**	Alimento (un bocado general: hidratos de carbono y proteínas)* Alimento o bebida (de medio a un punto de caloría en leche, o tomar un bocado con proteína e hidratos de carbono). A continuación, comida o bocado regular, según estuviera programado y luego descanso durante 15 minutos. Consultar con un profesional de la salud.
Moderada:	Piel fría y pegajosa al tacto, rostro pálido, respiración rápida y superficial, soñolencia. **Azúcar en sangre:** **21-40 mg/dl (1-2 mMol)**	Azúcar simple (20-40 calorías); pequeño bocado 10-15 minutos más tarde y luego 15 minutos de descanso.
Grave:	Inconsciencia, posibles convulsiones, peligro de tragar incorrectamente. Proteger a la persona colocándola de costado sobre el estómago y mantener abiertas las vías respiratorias. **Azúcar en sangre:** **habitualmente menos de 20 mg/dl (1 mMol).**	Inyección de glucagón, azúcar simple, comida con proteínas 15-20 minutos más tarde. Notificar al médico.

¡LLEVAR BRAZALETE DE ALERTA MÉDICA!
CAUSAS DE LA REACCIÓN INSULÍNICA

Esfuerzo físico o ejercicio sin aumentar la comida o disminuir la insulina.
Una sobredosis de insulina o pastillas debido a un error en la medición.
Error en la planificación de las comidas.
No haber reducido la insulina después de una infección.
Uso deficiente de una comida debido a vómitos o diarrea.
Retraso en tomar una comida o bocado.

* Nota importante: si los azúcares en sangre son bajos en el momento de ponerse la inyección, asegúrese de tratarse hasta que el nivel de azúcar en sangre haya subido hasta los 100 mg/dl (5,5 mMol), póngase luego la inyección y coma algo inmediatamente.

glucosa por debajo de lo normal que no son ciertos o hipoglucemia (véase cuadro 10-2 para las señales y los síntomas de la hipoglucemia).

La verdadera hipoglucemia se produce cuando los niveles de glucosa en sangre descienden por debajo del ámbito normal del análisis (es decir, 60 mg/dl [3 mMol] para toda la sangre). Aparecen entonces el hambre, alguna irritabilidad y quizá un poco de debilidad cuando los niveles son de 40-60 mg/dl (2-3 mMol) (Nivel I). A los 20-40 mg/dl (1-2 mMol) (Nivel II), pueden producirse pupilas dilatadas, sudoración temblorosa y un pulso más fuerte y rápido (recuerde que este tipo de pulso indica únicamente que se ha producido una descarga de adrenalina y que lo mismo puede suceder con la falsa hipoglucemia). La pérdida de consciencia, la actividad similar a ataques u otras manifestaciones neurológicas sólo se ven cuando los niveles de glucosa en sangre descienden por debajo de los 20 mg/dl (1 mMol) (Nivel III).

Los síntomas son diferentes de una persona a otra. Si una persona tiene una diabetes del tipo I durante un prolongado período de tiempo (es decir, cinco años o más) es posible que los síntomas puedan cambiar. Algunos especialistas creen que, en tal caso, el cuerpo se ha visto excesivamente desafiado durante los años. Lo que antes estimulaba la descarga de adrenalina es ahora ignorado, y el cuerpo pierde por lo tanto su sistema de alarma.

Como ya se ha comentado antes, tomar alimento en pequeñas cantidades es a menudo lo único que se necesita para contrarrestar la hipoglucemia de Nivel I. El Nivel II, en cambio, exige tomar algo de azúcar simple para elevar el nivel de azúcar en sangre hasta los 40 mg/dl (2 mMol) o para aliviar los síntomas. Habitualmente, los alimentos serán utilizados adecuadamente cuando los niveles de glucosa en sangre sean superiores a 40 mg/dl (2 mMol).

El Nivel III exige un 50 por ciento de glucosa, glucagón (véase figura 10-1) o algún producto líquido y espeso de glucosa (como por ejemplo miel) colocado en los carrillos o bajo la lengua. Si una persona muestra actividad similar a ataques, no sería seguro darle azúcar oral, que puede ser inhalada en los pulmones. Si está en casa, el tratamiento preferido es una inyección de glucagón en el tejido muscular. (Nota: si se utiliza glucagón, los azúcares simples

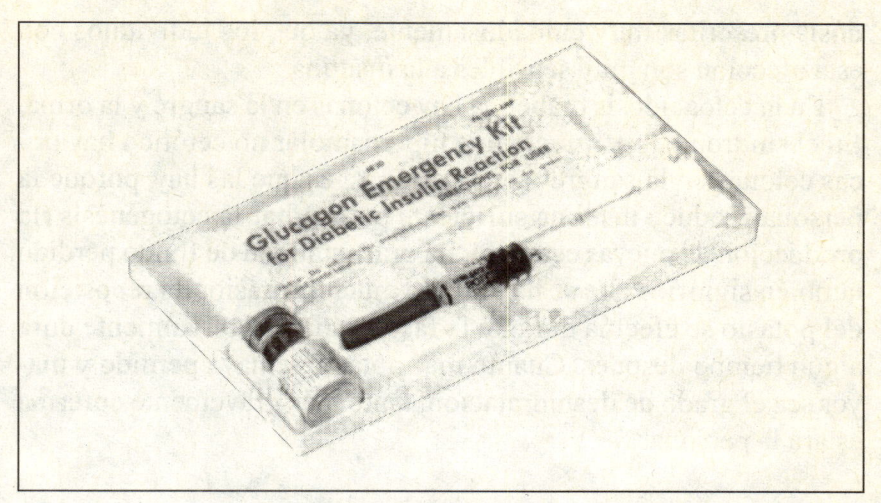

Figura 10-1

se dan para sustituir los depósitos de glucógeno y para superar la náusea cuando la persona se recupera; el alimento se puede dar después de que la persona ya no tenga náuseas.) Cada persona con diabetes que toma insulina debería disponer de glucagón en todo momento, en el hogar, en la escuela o cuando viaja. (Nota: las dosis para el glucagón son 1/4 mg para los niños de tres años de edad o menos; 1/2 mg para los niños de cuatro a cinco años de edad y 1 mg para cualquier persona mayor de cinco años.)

Síndrome hiperglucémico hiperosmolar no cetótico

Este síndrome es un episodio hiperglucémico sutil pero bastante grave en el que no se desarrolla el ácido, pero la deshidratación es muy aguda. (A esta afección se le llama síndrome, antes que coma, porque la mayoría de estas personas son diagnosticadas antes de que alcancen el estado de coma.) Los niveles de glucosa en sangre pueden hallarse en la cercanía de los 800-2.000 mg/dl (44-110 mMol). La osmolaridad es el nivel de concentración de agua o deshidratación del cuerpo. Cuanto más elevada sea, tanto peor será el resultado para la persona afectada. Lo primero que hay que atender es la deshidratación; a continuación se administra insulina en dosis prescritas muy cuidadosamente, ya que los individuos con esta afección son muy sensibles a la insulina.

En la cetoacidosis diabética hay cetonas en la sangre y la orina. En el síndrome hiperglucémico hiperosmolar no cetótico hay pocas cetonas en la sangre y en la orina, si es que las hay, porque la persona produce insulina suficiente para evitar la cetogénesis (la producción de nuevas cetonas). La gran cantidad de fluido perdido también significa que se ha perdido mucho potasio. La reposición del potasio se efectúa durante la fase aguda y habitualmente dura algún tiempo después. Cuanto más potasio se haya perdido y mayor sea el grado de deshidratación, tanto más gravemente enferma estará la persona.

Complicaciones intermedias

Las complicaciones intermedias son aquellas en las que intervienen varios estresores, tales como una enfermedad, una alteración emocional, una operación quirúrgica, un embarazo o algún viaje.

Complicaciones debidas a enfermedad y estrés

Durante la mayoría de las enfermedades se necesita más insulina. Unas pocas enfermedades, como aquellas que van acompañadas de vómitos y diarrea, exigen o menos insulina o un retraso en la administración de la misma. La respuesta habitual a una fiebre elevada son unos niveles más altos de glucosa en sangre. Cuanto más enferma o deshidratada esté una persona, tanto más altos serán los niveles de glucosa en sangre. El objetivo al tratar estas enfermedades es mantener la diabetes al margen del cuadro (es decir, la enfermedad actúa como un estresor que podría provocar que la persona entrara en un proceso de cetoacidosis diabética. Si la diabetes es tratada adecuadamente, sólo hay que tratar la enfermedad). Si la medicación tomada es en forma de solución azucarada o se elevan de alguna otra forma los niveles de glucosa en sangre, se puede aumentar la insulina. Si la persona toma un agente oral o sólo una dieta, quizá se necesite insulina durante la fase aguda de la enfermedad.

La prevención es naturalmente lo mejor (por ejemplo, vacunarse contra la gripe y mantener actualizada la inmunización). Si se produjera una enfermedad, se necesitará un tratamiento vigoroso. Si la enfermedad o el tratamiento hace que se eleven los niveles de glucosa en sangre, se necesitará un aumento de la insulina. (Nota: el estrés emocional prolongado actuará como una enfermedad sobre el cuerpo, de modo que el tratamiento tiene que ser el mismo. Cuando mayores sean los niveles de glucosa en sangre, tanto más insulina se necesitará, dependiendo de los niveles de cetonas.)

Tanto si tiene una diabetes de tipo I como de tipo II, durante la enfermedad o la situación de estrés es importante controlar cuidadosa y frecuentemente sus niveles de glucosa en sangre. Su equipo de cuidado de la salud debería haberle indicado unas pocas reglas acerca de lo que debería comer y beber en estas ocasiones y cómo suplementar sus dosis de insulina o alterar su agente oral. No obstante, para introducir esos cambios en la medicación necesita conocer sus valores de glucosa en sangre. Si dispone de esa información, el responder apropiadamente e impedir la cetoacidosis diabética o el síndrome hiperglucémico hiperosmolar no cetótico es una simple cuestión matemática.

Complicaciones debidas a la cirugía

La cirugía, ya sea por un problema menor o mayor, también es un estresor del cuerpo. Si la persona toma un agente oral, el médico puede pedirle que deje de tomarlo durante un día (agentes orales de acción corta) a tres días (acción prolongada) antes de la operación quirúrgica. La insulina puede ser utilizada entonces durante la cirugía para la persona con diabetes de tipo II.

Si la persona tiene diabetes del tipo I, la normalización de los niveles de glucosa en sangre antes, durante y después de la operación quirúrgica contribuirá a acelerar el proceso de curación. Si los niveles de glucosa en sangre fueran elevados, se produce un descenso de los fibroblastos (las células que curan las heridas) y de los leucocitos, lo que tiene como resultado un mayor riesgo de infección. (Nota: si los científicos quieren que los gérmenes crezcan en una placa de agar, le añaden una sola cosa: glucosa.) Muchos especialistas empiezan a reconocer que se necesita algo de insulina. Puede ser administrada en una cantidad más pequeña, sin alimento, o en una cantidad algo más grande cuando se inicia la administración de fluidos intravenosos como preparación para efectuar el procedimiento quirúrgico.

Complicaciones con el embarazo

Si los niveles de glucosa en sangre se mantienen normales desde antes del embarazo hasta el parto, las probabilidades de tener un bebé normal son las mismas para la mujer diabética que para la mujer no diabética. Si los niveles de glucosa en sangre no se controlan durante el primer trimestre del embarazo (los tres primeros meses), hay un riesgo del 14 por ciento de que aparezcan problemas congénitos, pérdida fetal o complicaciones maternas. El objetivo consiste en mantener los niveles de glucosa en sangre en la gama de 60-90 mg/dl (3-5 mMol) en ayunas, y 70-120 mg/dl (4-7 mMol) dos horas después de una comida. Esto se aplica a las mujeres con diabetes gestacional (la que sólo se da durante el embarazo), así como a las mujeres con diabetes de tipo I o de tipo II. Si una mujer ha recibido agentes orales, tiene que empezar a tomar insulina durante el embarazo debido a los efectos secundarios potenciales de los agentes orales sobre el feto. Si una mujer embarazada tiene más dificultad para controlar los niveles de glucosa en sangre, la insulina se le administra mediante bomba de infusión o en cuatro o más dosis de insulina de acción corta durante el día.

Complicaciones durante los viajes

Se tiene que llevar a cabo una buena planificación previa de modo que el viaje, ya sea de placer o por negocios, sea una experiencia segura y gratificante. Si tiene que viajar a ultramar, una empresa llamada Diabetes Traveler (P. O. Box 8223, Stanford, CT 06905) puede proporcionarle los nombres de médicos en otros países que conozcan cómo gestionar la diabetes. Como ya se ha comentado en este libro, esta empresa también puede indicarle qué suministros encontrará en qué países y cómo solicitar ayuda en otros idiomas.

Si tiene que cruzar más de un huso horario, muchos especialistas aconsejan cambiar a dosis múltiples de insulina de acción corta, que pueden ser administrados justo antes de las comidas (habitualmente cada cuatro horas en un vuelo transoceánico). Una bomba de infusión de insulina o de insulina básica (Ultralente o PZI) facilitan bastante el viaje. Sólo necesita tomar la insulina en bolos o en una inyección antes de una comida, cada vez que ocurra. Suele recomendarse que siga tomando las dosis múltiples durante veinticuatro a cuarenta y ocho horas después de que haya llegado a su destino. Las dos reglas fundamentales para viajar son: lleve siempre la insulina consigo (no en la maleta) y procure llevar siempre algo de alimento a mano.

Complicaciones crónicas

Las complicaciones crónicas quizá sean las más temidas, a pesar de que si son descubiertas pronto hay una probabilidad de invertir algunos de estos procesos. Únicamente se llega a una situación en la que puede hacerse poco cuando actúa un proceso en su fase final (es decir, cuando ya se ha producido daño o destrucción celular). Una vez más, la mejor forma de prevenir o retrasar las complicaciones consiste en mantener los niveles de glucosa en sangre dentro del ámbito normal durante el mayor tiempo posible.

Neuropatía

La neuropatía se reconoce con facilidad por las sensaciones de ardor y comezón, dolor o insensibilidad y falta de función. El dolor asociado con la neuropatía disminuye a menudo en cuanto descienden o se normalizan los niveles de glucosa en sangre, pero puede llegar incluso a incrementarse temporalmente. La incomodidad de la neuropatía puede ser peor por la noche y quizá sienta algo de malestar al contacto con la ropa de la cama sobre los pies (se puede colocar un objeto en la cama, con la ropa por encima de tal modo que no le toque los pies). Nadie sabe por qué aumenta la incomodidad. Quizá a medida que se forman nuevos vasos sanguíneos y que los nervios recuperan la sensibilidad o que aparecen otros nuevos, se hacen más sensibles. Así pues, la creciente incomodidad puede significar que algo está mejorando, en lugar de indicar que algo va mal. El médico le ayudará para que pueda estar lo más cómodo posible durante este desagradable período de tiempo (habitualmente, la incomodidad duran desde seis meses a un año).

Algunas personas sienten más incomodidad con el ejercicio, aunque sólo sea caminar suavemente. Es posible que la incomodidad no esté relacionada únicamente con la neuropatía. El dolor en las piernas al caminar que se alivia con el descanso viene causado probablemente por una obstrucción del flujo sanguíneo en una arteria de la pierna, debida a la diabetes o a una enfermedad vascular general (de los vasos sanguíneos). (Es decir, puede tener altos niveles de colesterol, pero no diabetes.) A esta afección incómoda se le llama «claudicación intermitente». Se puede administrar una medicación que permita a la sangre fluir con mayor libertad a través de los vasos sanguíneos. Otro tratamiento consiste en abrir una arteria mediante angioplastia (una bolsa) o tratamiento de láser o soslayando quirúrgicamente la obstrucción (injerto de desviación).

La insensibilidad es la otra cara de la moneda. Como ya se ha comentado en un capítulo anterior, hay personas que han llegado a experimentar episodios extraños, como tener una tachuela en el zapato sin darse cuenta hasta que se ha inspeccionado los pies a la mañana siguiente. Por eso es tan importante la inspección diaria de los pies (además de no ir descalzo).

Hay cinco clases diferentes de neuropatías, que son las siguientes (véase el cuadro 10-3):

POLINEUROPATIA SIMÉTRICA DISTAL. Este tipo, llamado simplemente polineuropatía, afecta a los pies y las piernas y la persona afectada suele describirlo como insensibilidad u hormigueo en los pies. A veces se percibe una sensación de quemazón. El mejor tratamiento que existe por el momento es normalizar los niveles de glucosa en sangre.

CUADRO 10-3
Neuropatías diabéticas

Polineuropatía (reversible)	Enfermedad del extremo del nervio.	Pérdida sensorial o debilidad de manos y pies; ausencia de reflejo.
Neuropatía autonómica (tratable, pero no tan fácilmente reversible)	Enfermedad de parte del sistema nervioso que controla la función automática del cuerpo (como el corazón, las glándulas o los intestinos).	Gastropatía (enfermedad del estómago, llamada también gastroparesis), disfunción sexual, diarrea diabética, falta de sudoración o aumento de la sudoración, detención del corazón o de la respiración, hipotensión postural (es decir, marearse cuando se cambia rápidamente de estar tumbado a sentarse o levantarse).
Amiotrofia diabética (reversible)	Enfermedad del extremo del nervio.	Debilidad y pérdida de de nervios en los músculos de manos, muslos y zona pélvica.
Mononeuropatía (reversible)	Enfermedad de los nervios espinales y craneales (cabeza).	Dolor, debilidad, pérdida sensorial o cambio en los reflejos.
Radiculopatía (reversible)	Enfermedad de los inicios (raíces) de los nervios espinales.	Dolor o pérdida sensorial en una zona de la piel.

NEUROPATÍA AUTONÓMICA. Este tipo afecta a los nervios que trabajan sin necesidad de que usted les preste atención, como por ejemplo los nervios relacionados con el control de la presión arterial (hipertensión ortostática), el estómago o el tracto gastrointestinal (los posibles problemas incluyen enfermedad del estómago, llamada gastroparesis o del intestino [diarrea diabética]), las glándulas sudoríparas (pérdida de la capacidad para perspirar), la vejiga (problemas con la micción), el equilibrio y la función sexual.

La neuropatía autonómica no aparece tan estrechamente asociada con el control de la diabetes como la neuropatía periférica (neuropatía de las manos y de los pies), pero aún así se necesita controlar la diabetes. Existen además otros tratamientos que pueden controlar los resultados de la neuropatía autonómica.

Neuropatía motora próxima. Este tipo daña los nervios de los músculos, lo que tiene como resultado una debilidad (llamada también amiotrofia diabética) y encogimiento de las fibras musculares. También se puede llegar a experimentar una sensación de quemazón. Las manos y los muslos son los más comúnmente afectados, y la articulación del tobillo también puede verse afectada. La resolución o recuperación se pueden lograr en seis a dieciocho meses.

Mononeuropatía craneal. Esta clase de neuropatía afecta con mayor frecuencia a los músculos oculares. Puede haber doble visión, con caída de los párpados y los ojos pueden aparecer acuosos. Es posible que la mononeuropatía afecte también a la espina dorsal. La mejora en ambos casos suele observarse en el término de tres a cuatro meses.

Radiculopatía. Se trata de una neuropatía que empieza en las raíces de los nervios espinales. El dolor o la pérdida sensorial pueden experimentarse en cualquier parte de la superficie cutánea.
Recientemente se ha presentado documentación de mejora en las diversas formas de neuropatías gracias a la normalización de los niveles de glucosa en sangre. Eso ha aportado un apoyo añadido a la necesidad de mantener los valores de glucosa en sangre por debajo de los 150 mg/dl (8 mMol) para prevenir los problemas y para invertir los cambios que ya puedan haber ocurrido.

Microangiopatía

La enfermedad de los vasos sanguíneos pequeños (microangiopatía) es la responsable de muchos problemas, desde los relacionados con los riñones (nefropatía) y los ojos (retinopatía), hasta los que tienen que ver de alguna forma con el músculo del corazón (cardiomiopatía). (Aunque la enfermedad cardiaca viene asociada principalmente con la macroangiopatía, también ocurre algo de microangiopatía.)

DAÑO EN LOS RIÑONES (NEFROPATÍA). La nefropatía puede estar asociada con una infección de los riñones, uréteres, vejiga o la uretra. La infección del tracto urinario es común en personas con diabetes ya sea por el azúcar de la orina y/o porque la orina se retiene en la vejiga como consecuencia de la neuropatía. Si la infección se inicia en la vejiga y ocurre una y otra vez, o asciende por los uréteres hasta los riñones, puede llegar a provocar daños en los riñones. Cualquier daño causado a los riñones tendrá finalmente como resultado una disminución de la función renal. La nefropatía diabética (daño causado al riñón) es a menudo el resultado del daño al vaso sanguíneo, con cicatrización del sistema de filtración en la mayor parte del riñón. Eso puede haber sido causado por el espesamiento (y, por tanto, el debilitamiento) de las membranas en las paredes del vaso sanguíneo, como consecuencia de unos elevados niveles de glucosa en sangre. Puede producirse entonces una hemorragia, o la proteína puede filtrarse y perderse desde estos vasos sanguíneos.

La comprobación sobre la presencia de proteínas en la orina ayuda a detectar precozmente la enfermedad renal (tenga en cuenta, sin embargo, que la presencia de proteína en la orina no siempre se debe a daño del riñón, sino que también puede deberse a algún otro estresor, como una infección o un ejercicio intenso). El control de la hipertensión es extremadamente importante en estos casos, así como el tratamiento rápido de cualquier infección del tracto urinario.

Allí donde se ha producido daño en el riñón, la diálisis renal (lavado de la sangre a través del uso de una máquina) o, en último recurso, el transplante renal ofrecen ahora una mejorada calidad y cantidad de vida. La mejora en las técnicas de compatibilidad de los tejidos y los nuevos medicamentos inmunosupresores (medicamentos para impedir que el receptor rechace el trasplante), han tenido como resultado un mayor éxito de los trasplantes.

RETINOPATÍA. La retinopatía puede ocurrir en diversas fases, las primeras de las cuales son más reversibles. La fase I supone la formación de un microaneurisma, que es la formación de una bolsa a causa de la dilatación de una pared débil de un vaso sanguíneo. Los microaneurismas pueden estallar y provocar hemorragia. A veces se pueden observar exudados o manchas amarillentas definidas. Aunque antes se creía que éstas eran depósitos de grasa o de lípidos, se ha descubierto que en realidad son las cicatrices de zonas de la retina que han sangrado. La fase II supone nueva formación de vasos, hemorragia y cicatrización. Una vez que ha ocurrido esto, ya no es posible invertir la afección. No obstante, aún es posible conseguir la estabilización mediante tratamiento con láser.

La lente del ojo también puede tener problemas. En presencia de elevados niveles de glucosa, la lente puede hacerse más translúcida que transparente y los cambios osmóticos (la presión del fluido sobre la lente) pueden tener como consecuencia la formación de una catarata. Esto conduce a una visión borrosa. La catarata se puede extirpar con facilidad y también se puede trasplantar una nueva lente.

Si se ha producido hemorragia en el ojo, el fluido de este puede hacerse nebuloso. La retirada y sustitución de este fluido restaura la visión clara y también ayuda a retirar las membranas similares a cicatrices que se han formado en la retina.

Si hay demasiada presión sobre la retina, como puede suceder debido a múltiples episodios de hemorragia y posterior cicatrización, es posible que la retina se retire de la pared del fondo del ojo. El desprendimiento de retina se puede corregir.

La retinopatía no tiene por qué causar inevitablemente ceguera. Cuando se descubre a tiempo y se trata vigorosamente, se mantiene la visión.

Macroangiopatía

La enfermedad de los grandes vasos sanguíneos afecta con mayor frecuencia al corazón, pero también puede afectar al cerebro o a las extremidades. El ataque cardiaco, la angina (dolor) y la enfermedad coronaria se hallan relacionadas con daños causados en los grandes vasos sanguíneos. Los vasos sanguíneos que alimentan al corazón pueden quedar obstruidos, provocando la muerte de parte del músculo cardiaco, causando un ataque cardiaco. En el cerebro puede producirse una ruptura o bloqueo de un vaso sanguíneo. Como quiera que, debido a ello, una parte del cerebro no recibe una nutrición adecuada, se produce la pérdida del conocimiento o la parálisis. Los nuevos tratamientos ayudan mucho a la recuperación de estos incidentes, especialmente en el caso de los ataques cardiacos.

Si el bloqueo afecta a las extremidades, puede producirse una enfermedad que afecte a los brazos y piernas (enfermedad vascular periférica). La claudicación intermitente (calambres al andar debido al bloqueo parcial de los vasos sanguíneos, como ya hemos visto antes) viene asociada con este tipo de problema. El endurecimiento de las arterias (arteriosclerosis) puede afectar a cualquiera de los grandes vasos sanguíneos. Si la sangre no puede pasar, es posible que se produzca la pérdida de la parte afectada del cuerpo. Cualquier dolor o disminución del flujo sanguíneo en las extremidades inferiores debería ponerse inmediatamente en conocimiento de su médico.

La enfermedad vascular periférica se puede tratar mediante una variedad de técnicas, incluidas la angioplastia, el tratamiento por láser y los injertos de desviación. La más sencilla de estas técnicas es la angioplastia de globo, en la que se coloca un catéter en la arteria y se sitúa en la zona de bloqueo. A continuación se infla un globo que presiona el bloqueo graso contra la pared del vaso, abriendo este último.

Habitualmente se pueden controlar las complicaciones, tanto si con agudas como intermedias o crónicas. Se está haciendo mucho por prevenir y superar estos problemas. Su participación en cualquier fase del desarrollo de tal problema le ayudará a sentirse mejor, o al menos a disfrutar de una salud más estable. Es importante que sea consciente de los cambios que puedan producirse en su cuerpo, así como de los cambios que se hayan introducido en el tratamiento y que puedan ser de ayuda para usted.

Durante los diez últimos años, los investigadores del Ensayo de Control y Complicaciones de la Diabetes analizaron y observaron a 1.441 personas que fueron divididas en grupos de estudio. Se formaron dos grandes grupos: las personas insulino-dependientes que no tenían señales de complicaciones de la diabetes y el grupo de las insulino-dependientes que mostraban señales iniciales de retinopatía diabética. Estos grandes grupos fueron subdivididos a su vez en otros etiquetados (véanse las definiciones en el Glosario) como «Control intensivo» y «Control convencional». Los resultados del estudio, del que se informó durante la reunión de la Asociación Nacional de Diabetes de Estados Unidos, celebrada en junio de 1993, fueron los siguientes: en el grupo de «Control intensivo» se produjo una reducción del 76% en el riesgo de contraer una enfermedad ocular (retinopatía), una reducción del 56% en el riesgo de una enfermedad renal (nefropatía), una reducción del 61% en el riesgo de una enfermedad nerviosa (neuropatía) y una reducción del 35% en el riesgo de desarrollar un elevado nivel de colesterol malo (LDL). La hemoglobina media A1c fue del 7,2% en el grupo de «Control intensivo» (del 8,9% en el grupo de «Control convencional»). Una cara de la moneda fue el aumento de peso y, a medida que los investigadores aprendían más acerca de cómo controlar la diabetes, una disminución en el número general de reacciones insulínicas graves. ¿Que cuál es la otra cara de la moneda? El «Control intensivo», que se puede alcanzar, pero exige un duro trabajo, una persona bien motivada para afrontar la diabetes y un personal sanitario bien formado.

11. ¿Cómo se adapta a tener diabetes?

¿Cómo se adapta al diagnóstico de diabetes o a que se le diga que tiene una o más de las complicaciones de la enfermedad?

Reacción ante el diagnóstico

Si se le acaba de comunicar el diagnóstico de diabetes o si acaba de enterarse que alguna otra persona con diabetes está sufriendo a causa de una variedad de problemas, quizá se sienta algo temeroso. En cualquier caso, sabe que tener esta enfermedad ejercerá un impacto significativo sobre su vida y la de su familia. Tal y como ha firmado nuestro mentor, el doctor Robert L. Jackson: «Esta es una enfermedad que tiene el potencial de ayudar a las familias a crecer». Por complicado que parezca el programa de gestión, el doctor Jackson está convencido de que puede ser básicamente simple: comer alimentos nutritivos para satisfacer las necesidades de crecimiento y los niveles de actividad; tomar la cantidad de medicación necesaria para cubrir el alimento y la actividad, y controlar para ver qué decisiones han sido las correctas.

Cuando se le diagnostica, no es nada útil que los demás le digan que por lo menos es mejor que tener cáncer (o cualquier otra enfermedad), por muy cierto que sea eso. Al principio, tampoco le ayuda nada cuando le dicen: «Al final estarás más saludable porque aprenderás a cuidar realmente de ti mismo». Se sentirá emocionalmente demasiado implicado como para estar dispuesto a aprender en estos momentos. Quizá, incluso llegue a decir algunas de estas cosas a los demás, por lo que se refiere a su diagnóstico. Es posible que su familia y sus amigos se comporten de modo raro con usted. Sin embargo, usted puede guiarlos diciéndoles que no tienen por qué decir nada; lo único que tienen que hacer es apoyarle. Decir simplemente: «Siento mucho que te haya ocurrido esto», o darle un abrazo, puede ser suficiente en estos momentos. Hablar con otra persona que haya tenido diabetes durante un tiempo también ayuda.

Busque a las personas que puedan apoyarle, con las que tenga la posibilidad de hablar cómodamente y ante las que pueda desplegar sus verdaderos sentimientos y pensamientos.

Pida a su familia que evite en la casa todo tipo de comida basura, que no le tienten ofreciéndole dulces, que le pongan una inyección de vez en cuando (eso le vendrá muy bien si está realmente enfermo), que aprendan a tratar una reacción insulínica y, especialmente para los miembros de la familia más inmediatos, que le acompañen a las clases de educación sobre la diabetes.

Una vez que haya pasado el principal golpe emocional y empiece a plantear preguntas, acuda a una fuente bien informada para aprender todo lo que pueda.

Si tiene la sensación de no haberse adaptado al diagnóstico de la diabetes o a tener una complicación de la enfermedad, considere algunas otras formas de pensar. Considere aquellas formas de vida sana como parte de su control de la diabetes. Es bueno que este conocimiento sea compartido con los demás. En el caso de una complicación, considérese agradecido por el hecho de que se haya descubierto en una fase inicial, si ha sido así, o que la estabilización de dicha complicación sea ahora más posible que hace diez años. Considere la idea de hablar con un consejero, pastor o psicólogo. Es posible que nunca encuentre una respuesta que le satisfaga por completo, pero una vez que pueda aceptar la realidad de que tiene diabetes o una complicación de la enfermedad, acéptelo como un desafío e implíquese activamente en la situación. Tal como se ha comentado antes, el diagnóstico precoz de una complicación y la mejora del control de la diabetes puede invertir o hacer más lento el progreso de la complicación en algunas situaciones.

La respuesta del pesar

Es posible que se sienta enojado o deprimido. Estas respuestas emocionales son comunes y está muy bien tenerlas y reconocerlas como tales. La gente responde de formas muy variadas a las noticias que no considera como agradables. A menudo, esa respuesta se califica como «la respuesta del pesar». La respuesta del pesar incluye las respuestas emocionales de la negación, la cólera, el regateo, la depresión y la aceptación. Estas pueden presentarse en secuencia, pero algunos las experimentan todas al mismo tiempo. Deje que el proceso del pesar se produzca. No intente ser sobrehumano o estoico. Recuerde que la respuesta del pesar es algo natural y que está bien que tanto su familia como usted tengan estos sentimientos.

NEGACIÓN. Ésta es a menudo la respuesta inicial ante el diagnóstico. La negación se expresa a menudo como un: «Esto no es realmente cierto».

CÓLERA. Se expresa a menudo con un «¿Por qué a mí?». La cólera puede producirse al mismo tiempo que la negación. Quizá se llegue a achacar el diagnóstico a un miembro de la familia, a un accidente, al estrés en el trabajo o a algún otro factor.

REGATEO. El regateo supone sopesar las alternativas. En la mayoría de las ocasiones, la persona niega que las decisiones que se tomen hoy influirán sobre su estatus de salud más tarde.

DEPRESIÓN. Esta emoción parece reaparecer de vez en cuando y con variada intensidad. La depresión observada poco después del diagnóstico de la enfermedad parece alcanzar alguna resolución en el término aproximado de seis meses. Los aspectos que le recuerdan la enfermedad (como por ejemplo los gastos médicos, los análisis de azúcar en sangre y las citas con el médico) pueden poner en marcha episodios depresivos. A veces, la persona llega incluso a no controlar los niveles de azúcar en sangre o no acudir a la cita con el médico.

ACEPTACIÓN. Es el momento de la resolución. La negación ha dejado de estar presente y la persona se pregunta qué necesita hacer para continuar con su vida. La aceptación significa que la persona está preparada para aprender.

Volvamos a hablar de la depresión. Esta respuesta emocional es a menudo malinterpretada. Hay dos tipos de depresión: patológica y funcional. La depresión patológica se produce cuando una persona ya no es capaz de tomar decisiones racionales, habla menos o deja incluso de hablar o se recluye dentro de sí misma. Sorprendentemente, esto no ocurre con mayor o menor frecuencia en personas con diabetes que entre la población no diabética. La depresión funcional se considera menos grave y suele resolverse con educación y apoyo.

Mecanismos de defensa

La cólera, la negación y el regateo pueden asociarse con respuestas llamadas mecanismos de defensa. Los principales mecanismos de defensa son la racionalización, la regresión, la formación de reacción, la represión, la reclusión dentro de sí mismo y la compensación.

Racionalización: significa decir, por ejemplo, que algo deseado pero no obtenido, no era bueno de todos modos.
Regresión: se observa más en los adultos que en los niños, y supone hacerse más dependiente de otras personas para que le preparen la comida, le pongan inyecciones, controlen la enfermedad, tomen decisiones, etcétera. O una persona efectúa una regresión al no cuidar apropiadamente de sí mismo.
Formación de reacción: se puede describir como una situación en la que la persona hace exactamente lo opuesto de lo que se le ha dicho que haga. Por ejemplo, si se le dice que disminuya su ingesta calórica, la persona responde «picando» continuamente.
Represión: significa que una persona «olvida» lo que se supone que debe hacer, ya sea subconsciente o conscientemente. Un ejemplo de represión es la persona que «olvida» tomar insulina.

Reclusión dentro de sí mismo: representa un sentido más agudo de la depresión. La persona tiene la sensación de que no hay esperanza y que, por lo tanto, no se puede hacer nada.

Compensación: es un mecanismo de defensa positivo, y supone tomar un obstáculo o un aspecto negativo y encontrarle un lado positivo. La persona trabaja entonces más duramente para superar algo que, según algunos niveles, sería considerado como un obstáculo antes que como una oportunidad.

La compensación es una forma de reestructuración, de observar algo bajo una luz diferente (como una afirmación o una acción). Por ejemplo, aunque tener una enfermedad crónica es algo definitivamente negativo, puede considerar lo sano que ha llegado a ser gracias a la mejora de sus rutinas de autocuidado. Con habilidad, puede tomar casi cualquier situación o pensamiento y reestructurarlo de una forma positiva.

Los padres de niños a los que se les ha diagnosticado diabetes informan comúnmente de experimentar una sensación de culpabilidad: «De algún modo, fui yo quien le transmitió esto a mi hijo». Algunos padres se rebelan contra este sentimiento y actúan exageradamente en formas que hacen que el niño se sienta rechazado. A través de sus acciones, tales padres están afirmando: «Mi hijo es algo menos que perfecto. Este niño ya no es mío». Los padres tienen que reconocer que, según nuestro estado actual de los conocimientos, no se puede hacer nada para prevenir que un niño desarrolle diabetes.

Autoestima

La autoestima supone quién cree usted ser, qué fortalezas cree tener y qué es lo que cree haber alcanzado. Su nivel de autoestima tendrá mucho que ver con su forma de reaccionar ante un diagnóstico de diabetes. Si tiene un bajo nivel de autoestima, quizá se sienta abrumado, sea demasiado dependiente, tema el cambio e incluso llegue a ser autodestructivo debido a unas decisiones deficientes. O quizá responda de manera opuesta, mostrándose demasiado fanfarrón o ignorando los sentimientos de los demás. En cualquier caso, necesita mejorar su nivel de autoestima.

Puede valorar su autoestima al considerar su sí mismo mental, emocional y físico. Eso le ayuda a desarrollar una imagen realista de sí mismo. Una vez que se haya aceptado tal como es, puede enorgullecerse de las cosas que ha hecho. Sus actividades y logros le ayudarán a desarrollar confianza en sí mismo, una parte muy importante de la autoestima. Reconozca que está bien fracasar y que tiene el valor para aprender de sus fracasos y continuar. También es posible que se sienta culpable. Reconozca que la culpabilidad es algo perteneciente al pasado. Utilícela como experiencia de aprendizaje acerca de sí mismo, sin condenarse por ello.

Puede mejorar su nivel de autoestima al desarrollar un conocimiento sobre sus aspectos buenos. Utilice esos aspectos buenos de tal modo que le ayuden a intensificar su confianza en sí mismo. Hágase amigo de sí mismo. Sepa que es usted un ser único y elija el riesgo de permitirse crecer a sí mismo.

Apoyo familiar

Hay una serie de cosas que puede hacer para apoyarse a sí mismo, y que su familia también puede hacer para apoyarle. El primer paso consiste en ayudar a su familia a reconocer que la diabetes es una enfermedad que no desaparecerá. Consiga ayuda para todos si tanto usted como los miembros de su familia parecen retrasarse demasiado en cualquier parte del proceso del pesar. Un terapeuta o consejero profesional le apoyarán y guiarán, tanto a usted como a su familia, a través del proceso de pensamiento. Pero, sobre todo, concédase tiempo, tanto a sí mismo como a su familia. Adaptarse a cualquier noticia perturbadora es algo que exige tiempo. Quizá desee pensar en la conveniencia de acudir a algún campamento diabético o a un consejero especializado. Anime a los miembros de su familia a aprender todo lo que puedan. Ayúdelos a conocer las definiciones de los términos relacionados con la diabetes (véase el Glosario). Anímelos a asistir a reuniones de asociaciones de diabéticos. Tanto usted como ellos pueden convertirse también en personas capaces de ayudar a los demás.

Algunas personas dicen que nunca se han adaptado a tener diabetes. Otras, sin embargo, dicen que una vez que ellos y sus familias alcanzaron el punto de la aceptación, eligieron luchar contra la enfermedad y sus consecuencias potenciales con todas las armas potenciales que tenían a su disposición. Y una de las armas más importantes es el apoyo de la familia. Tales personas eligieron sentir que eran capaces de controlar su diabetes, en lugar de permitir que la enfermedad las controlara a ellas.

12. ¿Cómo afecta el estrés a la diabetes?

Cualquiera que tenga diabetes tiene que ser consciente de todo aquello que estimule la descarga de la glucosa en la corriente sanguínea. El resultado es un elevado nivel de azúcar en sangre. Esta respuesta física es diferente en cada persona, debido a los factores emocionales y físicos individuales, así como a consideraciones ambientales. Como ya se ha indicado, ser diagnosticado de diabetes supone causar un estrés, al igual que en el caso de que se le diga que tiene una complicación de la enfermedad. También es estresante tener diversas presiones en la vida que influyan sobre el control de la enfermedad. Cualquier acontecimiento o información puede ser el «estresor». Cualquier respuesta física que tenga a tal acontecimiento o información se denomina estrés. Al experimentar estrés, el cuerpo responde haciendo que la sangre circule con mayor rapidez. La glucosa es «vertida» desde sus lugares de almacenamiento (el hígado y los músculos) a la corriente sanguínea. La presión sanguínea aumenta, lo mismo que el ritmo del pulso (excepto en un tipo frustrado de respuesta al estrés, en cuyo caso el ritmo del pulso llega incluso a descender). Se pueden observar entonces una variedad de señales y síntomas, incluida la dilatación de las pupilas.

Respuesta aguda

La respuesta más frecuente y rápida que experimenta una persona durante el estrés es lo que se llama respuesta de alarma (o aguda). Se denomina «aguda» porque la descarga de adrenalina se produce en muy corto espacio de tiempo. El cerebro envía un mensaje a la glándula adrenal, diciéndole que segregue adrenalina. Esta descarga de adrenalina, que puede durar de segundos a minutos, se produce cuando la glucosa en sangre es demasiado baja, cuando la persona está asustada o entusiasmada, o cuando el cuerpo cree estar corriendo un riesgo. Ante la descarga de adrenalina, se producen numerosas respuestas fisiológicas. La adrenalina estimula un aumento en el ritmo del corazón y del pulso. También es indirectamente responsable del efecto de enfriamiento del cuerpo. Los vasos sanguíneos de manos y pies se estrechan. Para la persona con diabetes, las respuestas más comunes que se experimentan con la hipoglucemia se deben a la descarga de adrenalina. Esta descarga de adrenalina tiene como resultado un debilitamiento, un temblor y un pulso rápido y fuerte. Estos síntomas se detienen cuando los niveles de glucosa en sangre se elevan hasta la normalidad. Cuando la presencia de azúcar en el sistema es ya elevada, la persona suele sentir la respuesta del azúcar elevada en sangre antes que la descarga de adrenalina. El principal propósito de la descarga de adrenalina en una persona con diabetes es la posterior descarga de glucosa en la corriente sanguínea. Se trata por tanto de una bendición y de una maldición; una bendición porque eleva el bajo nivel de azúcar en sangre, y una maldición porque aumenta los problemas del control de la diabetes al elevar rápidamente el azúcar en sangre por encima de los normal (en el caso de la diabetes lábil, que se analiza más adelante, en este mismo capítulo).

Respuesta crónica

En la mayoría de los casos, la respuesta aguda reequilibra el cuerpo, y permite a la persona afrontar el problema que se le plantea. Los problemas crónicos (cotidianos) asociados con tener diabetes afectan al cuerpo de un modo algo diferente. Una pequeña descarga de cortisol puede ser lo apropiado, pero si la descarga es abundante, ya no es tan útil. El cortisol es un tipo de hormona esteroide, liberada a partir de la sección exterior de la glándula adrenal. La respuesta del cuerpo ante el cortisol consiste en aumentar la presión sanguínea y disminuir el ritmo del pulso. Otras cosas que suceden son una disminución en el número de leucocitos y el cambio de los aminoácidos (proteína) en azúcar (glucosa). La descarga de estos tipos de hormonas cortisoles ocurre en cuestión de minutos a horas.

Otras hormonas del cuerpo que afectan a los niveles de glucosa en sangre, ya sea directa o indirectamente, son el glucagón, la hormona estimulante de la tiroides, y la hormona del crecimiento. La hormona del crecimiento se libera incluso en los adultos; el resultado es una mayor movilización de las grasas para proporcionar energía, lo que deja glucosa en la corriente sanguínea. Todas estas hormonas contrarreguladoras producen un verdadero caos en el control del azúcar en la sangre. Aunque no se haya ingerido alimento, los niveles de azúcar en sangre pueden ser altos en un momento y bajos en otros. Algunos médicos han llamado a esto la «diabetes lábil». Tanto si tiene que ver con el estilo de vida como con un control deficiente, los resultados son los mismos.

Otras respuestas

Aunque hay múltiples factores que conducen a la respuesta del estrés físico, se ha descubierto que estos factores no son tan sencillos como fueron originalmente descritos por el mundialmente famoso investigador del estrés, el doctor Hans Selye. Múltiples causas, que varían de una persona a otra, son las responsables de las respuestas físicas, mentales y emocionales del cuerpo. El síndrome general de adaptación del doctor Selye se puede adaptar para que le ayude a saber por qué se siente como se siente cuando su nivel de azúcar en sangre es bajo, y por qué su cuerpo se convierte en su propio enemigo cuando el nivel de azúcar en sangre es alto.

La primera fase se denomina correctamente como fase de alarma. Los sentimientos que experimenta podrían estar asociados con causas agudas con lo que aparece, como la cetoacidosis diabética e hipoglucemia. Los sentimientos se observan más cuando se experimenta hipoglucemia. Aumentan entonces la presión sanguínea y el ritmo del pulso, con lo que aparece temblor, nerviosismo, tensión y ansiedad. El azúcar se pone así a disposición del cuerpo debido a una descarga de adrenalina.

La segunda fase es la llamada de resistencia. Está asociada con la liberación de hormonas similares a esteroides. La persona tiene la sensación de que no puede hacer nada. Si una persona a la que se le ha diagnosticado diabetes tiene dificultades para adaptarse física, mental y emocionalmente a la enfermedad, es muy posible que ignore las medidas de cuidado de sí misma. Los elevados niveles crónicos de azúcar en sangre conducen a cambios en las células del cuerpo que pueden provocar complicaciones.

La tercera fase es la de agotamiento. Aunque las complicaciones que aparezcan durante las otras fases suelen ser reversibles, en esta fase lo son menos. Si se ha establecido el control de modo que se mantiene la estabilidad, se nota un poco de mejora, pero aún es probable que surjan problemas. No obstante, en los casos individuales en los que se han producido cambios en algún ojo, riñón o cambios neurológicos, algunas mujeres han preferido quedar embarazadas sólo después de haber controlado estos problemas. Gracias al trabajo en equipo, se ha demostrado que es posible alcanzar un resultado positivo, al tener un bebé saludable y una madre estable. Así pues, el mantenimiento de los niveles normales de glucosa en sangre durante todo el embarazo permite a la mujer tener un buen embarazo a pesar de que su cuerpo se encuentre en la fase de agotamiento del estrés debido a la diabetes.

Gestión del estrés

¿Qué puede hacer respecto del estrés? Hay una serie de formas de manejarlo. Convertirse en su propio padre es una de ellas.

Pensamiento positivo

Lo crea usted o no, lo cierto es que puede aumentar la liberación de la hormona endorfina, que produce un aumento de la fortaleza física, siempre y cuando piense positivamente. Si considera a una persona de la que sepa que es un pensador negativo, también se dará cuenta de con qué frecuencia se pone enferma esa misma persona. Así pues, el pensamiento positivo se encuentra asociado no sólo con la fortaleza física, sino también con un mejorado nivel de salud.

Actitud

Su actitud procede de la propias convicciones que tiene y, por lo tanto, se desarrolla desde su interior. Su actitud afecta a su diabetes al apoyarle para tomar las decisiones correctas. En consecuencia, una buena actitud es muy importante para el autocontrol de la diabetes.

Relajación

Hay muchas formas de relajarse. Puede tratarse de una relajación parcial o de una relajación completa. Es interesante observar que después de pasar buena parte de nuestras vidas condicionándonos para responder al estrés, la mayoría de nosotros necesitemos de un verdadero entrenamiento para aprender a relajarnos apropiadamente. En primer lugar, necesitar ser consciente de si lo que está haciendo actualmente para relajarse consigue relajarlo realmente. Compruébelo consiguiendo un termómetro de alcohol. Sostenga el bulbo ligeramente entre el dedo pulgar y el índice hasta que la tintura roja del alcohol sea estable, lo que indica la temperatura actual de sus manos (a esto se le llama «temperatura corporal periférica»). Esta temperatura indica lo relajado que se encuentra. Cuando la temperatura de sus dedos alcanza entre los 21 °C y los 26 °C suele significar que está más tenso (¡o frío!). Cuando alcanza los 32 °C o es un par de grados superior a su temperatura anterior, quiere decir que está más relajado. Cuanto más se abran (se dilaten) los vasos sanguíneos periféricos, tanto más se relajarán los músculos y tanta más sangre fluirá hacia las yemas de los dedos sin encontrar obstrucciones.

Una vez que haya anotado esta temperatura, haga lo que hace normalmente para relajarse (como por ejemplo leer, ver la tele, caminar o trabajar en una afición). Al cabo de diez o veinte minutos, siéntese tranquilamente durante un minuto, con las manos en el regazo, y tómese de nuevo la temperatura periférica del cuerpo. Si se ha relajado por completo, esta segunda lectura de la temperatura debería ser un par de grados superior a la primera lectura, como ya se ha indicado. Si la temperatura no ha cambiado o es más baja que la primera lectura, tenga en cuenta que la actividad que acaba de comprobar aunque no sea necesariamente mala, no es una actividad que deba emprender cuando desee relajar su cuerpo.

El objetivo del entrenamiento de la relajación es el de hallarse en un estado en el que «se aparte del camino ante sí mismo». Para ello puede utilizarse cualquier proceso, pero todos los enfoques deben tener una cosa en común: deben centrar su mente en algo que no sean sus problemas. La respiración profunda, la relajación progresiva, la terapia autogénica, la meditación y la imaginación son algunas de las técnicas que puede utilizar. El proceso de entrenamiento para utilizar cualquiera de estas técnicas le ocupará de seis a diez semanas, con períodos de práctica de entre diez a veinte minutos, preferiblemente dos veces al día.

RESPIRACIÓN PROFUNDA. Se realizan de dos a tres respiraciones profundas para aliviar la tensión. Para alcanzar la relajación profunda, se recomiendan de siete a ocho respiraciones profundas. Se trata de una respiración profunda abdominal que puede producir un ligero mareo si después se levanta con excesiva rapidez.

RELAJACIÓN PROGRESIVA. Es un proceso mediante el que se contraen y relajan los músculos, empezando por los dedos de los pies y ascendiendo hacia la cara. Se aprende a percibir cómo se sienten los músculos al contraerlos de diez a veinte segundos y a percibir cómo se sienten en ese estado contraído, para luego relajar los mismos músculos y percibir cómo se sienten en estado relajado.

TERAPIA AUTOGÉNICA. Se puede seguir la misma secuencia de músculos que en la relajación progresiva. En este enfoque, se imagina que sus músculos son muy pesados (están muy relajados). Al relajar los músculos que rodean los vasos sanguíneos, estos músculos se calientan más debido a que el flujo sanguíneo no encuentra obstrucciones. Se trata, por tanto, de una respuesta física o mecánica, antes que imaginada.

MEDITACIÓN. Tradicionalmente el centro de atención se fija en una paisaje estático o un sonido. Por ejemplo, un mantra o cualquier otro sonido específico deben repetirse una y otra vez. El doctor Herbert Benson, profesor asociado de medicina en Harvard, es un líder en el campo del tratamiento del estrés. El doctor Benson hace que la gente centre la atención en la repetición de la palabra «uno» como parte de este programa que supone una «respuesta de relajación». Otras personas utilizan la oración o una frase. Otras se concentran en una imagen o en un punto en la pared. A medida que mejora la capacidad para la relajación, la respuesta de relajación puede producirse dentro de un período de tiempo cada vez más corto.

IMAGINERÍA. Esta técnica aleja la atención de sus problemas. La imaginería puede adoptar la forma de personas, lugares o cosas o puede implicar el centrar la atención en colores que va de brillantes a tranquilizadores (y a la inversa) o en una música que van de animada a serena (y a la inversa). Visualizar un logro, como la escalada de una montaña con la ayuda del apoyo que se necesite (desde la familia hasta los amigos o la fortaleza espiritual) proporciona la sensación de alcanzar objetivos, así como la paz y los buenos sentimientos que la acompañan.

Retroalimentación

La retroalimentación es una técnica en la que se aprende a utilizar la información obtenida sobre los cambios producidos en su cuerpo. El entrenamiento para la relajación se ve intensificado por medio de la retroalimentación, como el que puede obtenerse al medir la resistencia de la piel, el rendimiento de energía del músculo o la temperatura de las manos o de los pies. El uso inicial de la retroalimentación es el de saber cómo está respondiendo a los cambios en el pensamiento o la posición. Más tarde, ayuda a entrenarlo para llegar a estar más relajado, lo que le permite saber qué tipos de actividades representan «apartarse del camino de sí mismo», de modo que su cuerpo se pueda relajar automáticamente. La clave es no intentarlo. (¿Recuerda lo que ocurre cuando intenta quedarse dormido? Que se despierta aún más. De modo similar, si intenta relajarse, se pondrá más tenso.) En lugar de eso, permítase a sí mismo estar más relajado al centrar la atención lejos de sus pensamientos sobre los acuciantes problemas cotidianos.

Ejercicio

El ejercicio es lo que viene a continuación. No sólo le ayuda a sentirse bien consigo mismo, sino que cuando lo hace de modo cotidiano o en días alternos, contribuye a disminuir la depresión, aumenta el umbral de dolor y mejora la fortaleza cardiovascular. Para que sea efectivo como una forma de control del estrés, el ejercicio tiene que realizarse durante veinte a treinta minutos diarios o en días alternos. Cuando se siente mentalmente cansado, el ejercicio actuará como un estimulante. Si desea ser más creativo o más organizado, el ejercicio estimulará estos atributos. Demasiado ejercicio o realizar ejercicio cuando el cuerpo se encuentra estresado (es decir, con niveles de azúcar en sangre superiores a 250 mg/dl [14 mMol], o durante una enfermedad), únicamente conseguirá inducirle un estado estresado o agravar el estado estresado ya existente. Realizar ejercicio con prudencia puede ayudarle a disminuir las respuestas de estrés físico del cuerpo. Puede estar seguro de que la alimentación y/o los nutrientes se toman en las cantidades y en los momentos adecuados para ofrecerle el mejor apoyo posible.

Nutrición

La nutrición es quizá uno de los antiestresores más importantes de que se dispone. Una buena nutrición es realmente muy sutil en cuanto a sus acciones. Lo mismo que sucede con la diabetes, quizá exteriormente no sea consciente de ninguna diferencia pero en el interior el cuerpo responde de modo diferente. A medida que va siendo más consciente del impacto que tiene la nutrición sobre su cuerpo, observará cambios en el tono de la piel, una sensación de permanecer alerta, menos problemas intestinales o de hinchazón, etcétera. Para controlar el estrés no sólo tiene que pensar en cuánto come, sino en qué come, cuándo lo hace y con qué rapidez.

Como sucede con los consejos anteriores sobre nutrición, la mayoría de las directrices para la nutrición relacionada con el control del estrés también se aplican a la persona no diabética.

¿De qué forma es útil la nutrición como antiestresante? Resulta muy útil comer la cantidad de alimento apropiada para la actividad o el crecimiento y el desarrollo. Un estómago sobrecargado conduce a un pensamiento y una actividad perezosos. La composición del alimento determina el estatus nutricional del cuerpo. Planificar intencionadamente para sustituir aquellos nutrientes que ya han sido utilizados y para tomar los nutrientes adecuados en el momento correcto conduce a un mejor estado de salud. Comer en horarios erráticos puede desequilibrar el cuerpo, no sólo en términos de las funciones digestivas, sino también en términos de la acción temporal de la medicación tomada para controlar los niveles de glucosa en sangre. Los dulces son calorías vacías y no le hacen sentirse bien. Y tomar demasiada cantidad de un mismo alimento, tanto si se trata de dulces como de fibra o cualquier otra cosa, puede desequilibrar el cuerpo y tener como resultado algunos efectos orgánicos.

Tacto

Hay una variedad de definiciones diferentes para el término «tacto». Si se extiende hacia los demás, también sentirá el efecto sobre sí mismo. El tacto también se relaciona con el masaje terapéutico, es decir el aflojamiento de los músculos de modo que pueda lograr un estado relajado, tanto física como mentalmente. El masaje puede aportar alivio a los músculos tensos y rígidos y aumentar la flexibilidad de las articulaciones y el alcance de los movimientos. Ayuda a reducir la presión sanguínea. Puede ayudarle a mejorar la capacidad para pensar con claridad y le proporciona una sensación de bienestar.

Una técnica de tacto terapéutico es la enseñada por Dora Kuntz y la doctora Delores Krieger. En cierto sentido, implica muy poco contacto físico real, pero se trata de un proceso para determinar y suavizar los campos de energía del cuerpo. Puede aprender a hacerlo para ayudar a otra persona, o enseñar a otra persona para que se lo haga a usted cuando sienta alguna incomodidad. La bibliografía incluida al final del libro contiene el título de un libro que puede ayudarle a comprender y aprender sobre esta terapia.

Luego, está el tacto vigorizador de dar o recibir un abrazo. El abrazo aumenta el ritmo cardiaco y la circulación, al tiempo que contribuye a experimentar una sensación generalizada de bienestar. June Biermann y Barbara Toohey aconsejan dar cuatro abrazos al día. Otros han afirmado que todos necesitamos cuatro abrazos al día para nuestra supervivencia, ocho abrazos para el mantenimiento y hasta doce abrazos diarios para el crecimiento.

El control del estrés supone aceptar la responsabilidad sobre sí mismo, sus pensamientos y sus acciones. Significa que puede hacerse más maduro, que es capaz de aceptar las «buenas noticias» del cuidado de sí mismo y llevarlas a un nivel de autogestión que le conduzca a disfrutar de una mente y de un cuerpo más sanos.

A medida que aprenda a incluir el control del estrés en su vida y aprenda a relajarse, descubrirá que sus niveles de azúcar en sangre descienden y se hacen más estables. Manténgase en contacto con su profesional de la salud, puesto que quizá necesite entonces una menor medicación.

13. Ayude al equipo sanitario a ayudarle a usted

El paquete de control total para las personas con diabetes exige realizar un esfuerzo de equipo. Lo mismo que sucede con cualquier paquete de control, la gestión de la diabetes exige que funcionen todas las partes que intervienen en la misma. Lo que más exige, sin embargo, es que siga usted las directrices, piense a través del cedazo de su programa e introduzca información nueva en ese programa. Nada puede suceder sin interacción entre usted y su médico (y otros miembros del equipo sanitario que lo atiende). Algunos de los miembros adicionales del equipo son la enfermera del hospital o la clínica, la enfermera educadora, el especialista en dietética, el consejero o psicólogo, el asistente social, el podólogo y el especialista en ejercicio.

Programa de gestión

El médico es el director de su programa. Las enfermeras del hospital o la clínica se ocupan de que reciba usted la medicación correcta, en el momento adecuado y de que se controle a sí mismo de la mejor forma posible según su capacidad. La enfermera educadora trabaja estrechamente con el médico para coordinar los recursos del hospital o la consulta, y para ayudarle a usted a llevar adelante su programa. El especialista en dietética se asegura de que conozca usted sus alternativas alimentarias, además de por qué y cuándo deberá comer ciertos alimentos. El consejero o psicólogo (o psiquiatra en el caso de que se necesite medicación, psicoanálisis o neuropsiquiatría) forma parte del equipo para ayudarle en su adaptación al hecho de tener una enfermedad crónica y a reflexionar sobre el impacto que tendrá no sólo sobre su vida, sino también sobre las vidas de su familia y amigos. La tarea del asistente social es la de ayudarle en el aspecto financiero y desarrollar o movilizar el apoyo de la comunidad. Esta persona también puede intervenir en algunas sesiones de consejo, especialmente si se necesitaran los servicios de rehabilitación. El podólogo se incluye en el equipo para estar seguros de que se mantienen en buen estado una de las zonas más vulnerables de su cuerpo. El especialista en ejercicio le ayuda a desarrollar los consejos individuales sobre ejercicio que se le han transmitido, y que incluyen el tipo de ejercicio a realizar, su frecuencia, momento e intensidad más adecuados.

Otros especialistas clave, si son necesarios, pueden incluir un cardiólogo, un nefrólogo, un neurólogo, un oftalmólogo (o retinólogo), un gastroenterólogo y un ortopedista.

Naturalmente, todos estos cuidados y atenciones tienen que estar equilibrados. Para conseguirlo, tiene usted que controlar con regularidad su nivel de azúcar en sangre y su ingesta de comida, su actividad y la medicación que toma. Debe anotar cómo se siente y si ha experimentado o no una reacción. También necesita ser consciente de cualquier otro factor que pueda ayudarle a personalizar su programa.

La información debe ser correcta y completa. La aportación de información exacta por su parte, aunque pueda ser embarazosa en ocasiones, le permitirá a su médico y a otros profesionales de la salud diseñar el programa más útil y seguro que satisfaga sus necesidades.

Llevar registros

Para ayudar al equipo sanitario a que le ayude a usted, debería estar seguro de que lleva registros lo más exactos y completos posible (véase el cuadro 13-1). Estos registros también actúan como una herramienta de enseñanza para usted: obtenidos y mantenidos con exactitud, este tipo de informaciones le transmitirá la seguridad de que el alimento y la insulina y otros medicamentos para la diabetes que pueda recibir tendrán como resultado cambios positivos en sus niveles de glucosa en sangre.

La mejor forma de realizar la hazaña de llevar registros es buscar entre alguna de las diversas empresas que ofrecen cuadernos gratuitos de control de la glucosa en sangre, o bien desarrollar su propio sistema de cuaderno de notas o mediante el uso de un ordenador. Asegúrese de incluir su nombre y alguna información de identificación allí donde corresponda, como por ejemplo la dirección o el número de teléfono; esta información le ayudará a recuperar los registros en el caso de que pierda los papeles.

Las siguientes dos cosas más importantes son las fechas y las horas. Debería haber lugares para registrar variaciones en las informaciones sobre ciertos alimentos, tomados en diferentes momentos, con el tipo de baja respuesta de glucosa en sangre, etcétera. Al llevar los registros, debería preparar las columnas de modo que pudiera observarse una pauta, si es que ésta apareciese. Por ejemplo, quizá descubra de ese modo que a las 11.45 de cada día tiene una reacción insulínica o que tiene un nivel de azúcar en sangre superior a los 200 a las 15.00 horas. Eso le proporcionará una guía acerca de la necesidad de introducir un cambio en la alimentación, en la insulina o en el agente oral para la hipoglucemia, antes de que llegue ese momento.

En algunos programas se le proporciona guía, dentro de ciertos límites, para alterar la alimentación, la medicación o la actividad antes de que se produzca esa pauta observada. Si viera que cada día, aproximadamente a la misma hora, se produce un aumento del azúcar en sangre (por ejemplo de 204 mg/dl [11 mMol]), aprenderá entonces a aumentar la insulina, disminuir la comida o aumentar la actividad antes de ese momento del día en que ha observado una elevación del azúcar. Aumentar el número de análisis realizados aumenta la capacidad del médico para ayudarle. Se ha demostrado que cuantas más pruebas se realizan para luego contactar con los profesionales de la salud o introducir cambios sobre la base de la información obtenida, tanto más normales son los niveles de glucosa en sangre.

En cualquier caso, asegúrese de registrar por lo menos tres días

CUADRO 13-1

REGISTRO DE CONTROL

Nombre: _____ Teléfono: _____
Dirección: _____ Ciudad: _____

Fecha:	Hora:	Hora:	Hora:	Hora:	Hora:	Comentarios: alimentos, actividades
Azúcar sangre / Cetona						
Fecha:	Hora:	Hora:	Hora:	Hora:	Hora:	Comentarios: alimentos, actividades
Azúcar sangre / Cetona						

Ejemplo:

Fecha: 3 de marzo 1991	Hora: 7.00	Hora: 10.00	Hora: 14.30	Hora: 20.30	Hora: 3.00	Comentarios: alimentos, actividades, etcétera
Azúcar sangre / Cetona	110	94	290 / Neg.	110	No hecho	Comí en una fiesta a las 14.00

seguidos que llamamos «perfiles». Un «perfil» significa realizar un mínimo de cuatro análisis diarios de glucosa en sangre al día en las horas específicas (por ejemplo, en ayunas y dos horas después de cada comida, o antes de cada comida y a la hora de acostarse). Estos registros, junto con otra información, como la prueba de la hemoglobina glucosilada y los niveles de proteína glucosilada o de fructosamina, ayudarán a facilitar el proceso de toma de decisiones acerca de si se debe cambiar o mantener su programa actual.

Una mujer que había asistido a un programa de educación sobre la diabetes, acudió a su cita con el médico llevando su bien mantenido cuaderno de notas. El médico observó rápidamente el contenido del cuaderno y, a continuación, le dijo que no había necesidad de que le llevara tanta información. Antes de salir de la consulta, vio que el médico arrojaba el cuaderno a la papelera. Se quedó tan impresionada, que se dio media vuelta, recuperó el cuaderno de la papelera y no tardó en cambiar de médico. Probablemente, ese médico no sabía cómo interpretar los datos y la mujer hizo muy bien en encontrar a otro que fuera capaz de interpretar toda esa información y de apoyarla para lograr un buen control de la diabetes.

Informar

Otras formas mediante las que puede ayudar son el informar con rapidez en cuanto se produzca cualquier reacción insulínica. La mayoría de las veces podrá reconocer por qué se ha producido una reacción grave. En caso contrario, será necesario introducir de inmediato un cambio en el programa de gestión. Si se ha producido un cambio en su estilo de vida, si tiene la intención de viajar (especialmente por primera vez) o si ha experimentado últimamente mucho estrés y descubre que, a pesar de seguir su programa, no se produce la deseada respuesta glucémica en la mayoría de las ocasiones, necesita informar de todo ello a su equipo de gestión, para que éste pueda ayudarle a introducir cambios en su programa. Cuénteles el problema y, tal como se necesita, entrégueles las lecturas de azúcar en sangre de los dos o tres últimos días, y los resultados de la cetona en orina si una lectura de azúcar en sangre ha superado los 250 mg/dl (14 mMol). Infórmeles también de cualquier cambio que se haya producido en su ingesta de alimentos o en su actividad.

No importa lo insignificante que pueda parecerle una información concreta, quizá sea precisamente esa información la que más útil resulte para el equipo que la ayuda a controlar su diabetes. Recuerde: 1) analizar/controlar, 2) registrar y 3) informar.

14. Ayude a su familia y a sus amigos

Su diagnóstico de diabetes mellitus no sólo le afecta a usted, sino también a su familia y amigos. Este «efecto de onda» se debe al tiempo y la energía que necesita utilizar para cuidar de sí mismo. Aunque necesita el apoyo de su familia y amigos, con el tiempo ellos también necesitarán del apoyo de usted. La situación funciona en ambos sentidos; cuando el apoyo se ofrece en ambos sentidos, los necesarios ajustes físicos y emocionales pueden convertirse en parte de la actividad cotidiana.

Aumentar su comprensión

Asegúrese de que un miembro de la familia le acompañe cuando asista a clases de educación sobre la diabetes (como se ha comentado antes en este libro, al preguntarse por lo que se ha dicho, dos cabezas piensan mejor que una). De este modo, la otra persona también tendrá la oportunidad de aprender qué debe esperar, qué hay implicado, cómo tratar una reacción insulínica y cómo prevenir el sabotaje inconsciente de su programa. Este último aspecto quizá sea uno de los más importantes. Ese comentario que dice: «Un pequeño bocado no te hará daño» puede conducir a más bocados de los que serán deseables para usted. Si los amigos o la familia hicieran demasiado por usted (mimándolo en exceso) o demasiado poco (ignorándolo tanto a usted como a su enfermedad), es muy posible que se sienta alterado. Ambas situaciones no son saludables para usted, ni mental ni emocionalmente. Necesita educarse hasta el punto en que llegue a ser independiente en su autocuidado.

Si alguien se lo hace todo, le pone las inyecciones, le realiza las pruebas de glucosa en sangre, le prepara las comidas, etcétera, se sentirá menos que una persona. Será así más dependiente de la otra persona y dejará de crecer. Por otro lado, si un miembro de la familia se niega a hablar de su enfermedad y de sus sentimientos, rehúye su compañía o se niega a ayudarle a ponerse las inyecciones cuando se siente muy enfermo, lo más probable es que se considere usted rechazado.

En una situación saludable y equilibrada, los amigos y los miembros de la familia le apoyan en su programa de autogestión. Están dispuestos a ponerle una inyección o a hacerle un análisis de glucosa en sangre si fuera necesario, y a comprarle los suministros cuando esté enfermo. Sólo cabe esperar que también pueda compartir con ellos algunos de sus sentimientos sin que le reprendan o sin sentirse alterado.

Cómo conseguir su apoyo

Puede usted ayudar a su familia de muchas formas, algunas de las cuales son bastante sutiles. Una forma consiste en procurar que los miembros de su familia reciban educación sobre la diabetes. Eso les proporciona una cierta comprensión acerca de cómo pueden ser de ayuda. También les permite reconocer que tienen respuestas emocionales a su enfermedad, además de ser una guía para manejar esas emociones.

Ofrecerse para permitir que los miembros de la familia le pongan una inyección o le hagan un análisis de azúcar en sangre de vez en cuando les permite practicar para cuando llegue el caso de que necesite en el futuro realmente de su ayuda. Eso también les indica que usted confía en ellos lo suficiente como para permitirles realizar estos procedimientos. Algunas personas pueden experimentar verdaderos temores al tener que poner una inyección. Anímelas a reconocer que la insulina es un medicamento capaz de salvar la vida. Indirectamente, los agentes orales también contribuyen a salvar la vida.

Si alguien fuera todavía incapaz de participar en su cuidado, reconozca que quizá experimente usted una cierta sensación de rechazo. Procure valorar la situación desde el punto de vista de la otra persona. Por otro lado, si se niega a permitir que un miembro de la familia o un amigo le pongan una inyección o le hagan un análisis de sangre, procure ofrecer alguna explicación acerca de sus temores. Si eso no se hiciera así, la otra persona podría experimentar una sensación de rechazo. Los miembros de su familia y los amigos necesitan ser aceptados y/o saber que forman parte del cuidado de su persona.

En relación con todo lo anterior, las reuniones familiares son muy útiles. Es mejor celebrarlas en un período de tiempo semanal previamente especificado (habitualmente de treinta a cuarenta y cinco minutos), cuando los miembros de la familia puedan reunirse e intercambiar ideas, analizar sentimientos y elaborar planes. Si también participan los niños, se les debe animar a que asuman papeles de liderazgo. Las reuniones también ayudan a los hermanos a comprenderse unos a otros (lo que resulta especialmente útil si es un niño el que tiene diabetes), así como a comprenderse a sí mismos. La rivalidad entre los hermanos aumenta si uno de ellos no sabe por qué el otro, que tiene diabetes, recibe tanta atención por parte de sus padres.

Procure ser todo lo independiente que pueda, pero de un modo realista, acerca del cuidado de su enfermedad. En cuanto sea capaz de hacerlo, póngase la mayoría de las inyecciones y realice la mayor parte de los análisis de glucosa en sangre. Apréndase el programa de comidas de modo que pueda tomar las decisiones apropiadas ante el alimento que se le sirva (la educación ayuda a la familia a preparar comidas más nutritivas si usted también participa en el proceso de compra y en la preparación en la cocina). Si visita a unos amigos y le ofrecen un alimento que no debería comer, limítese a decir: «Es algo que no me está permitido comer», o «Mi médico no me ha incluido esto en mi plan de comidas», o bien diga con buen humor: «El médico me daría una buena reprimenda si se me ocurriera dirigir el tenedor en dirección de ese plato».

El humor es de lo más útil en su adaptación y en la de la familia o los amigos. Cuando sea capaz de hacer bromas sobre sí mismo, los demás se sentirán más cómodos en su presencia. Si entrara en una casa y afirmara con solemnidad: «Tengo diabetes», lo más probable es que sus anfitriones andarán con mucho cuidado. La actitud que adopte juega un papel importante en la actitud que asuman los demás hacia usted y su diabetes. Un comentario jocoso, dejado caer en el lugar adecuado y en el momento oportuno, consigue que todo el mundo se sienta mucho más cómodo.

Pesar

Usted, su familia y sus más íntimos amigos experimentarán algo de pesar en el momento en que se establezca y comunique el diagnóstico, o cuando se diagnostique alguna complicación. El pesar forma una parte normal de cualquier sentimiento de pérdida. Del mismo modo que es normal para usted, también es normal que su familia y amigos experimenten una sensación de pesar. Al tomar consciencia de la realidad de que el diagnóstico significa cambios en programas y comidas, y hace necesario aprender nueva información, la familia y los amigos quizá respondan no diciendo nada o incordiándolo, alejándose de usted o manteniéndose demasiado cerca. La educación y el asesoramiento serán de lo más útil para todos ellos, como quizá experimente usted la utilidad de tal apoyo. No necesitan decirle nada, sino que simplemente necesitan escuchar.

15. ¿Qué se está haciendo para conquistar la diabetes y mejorar su gestión?

La investigación aporta esperanza a todos aquellos que tienen diabetes mellitus y a sus familias. Si no se llevara a cabo ninguna investigación, podría tenerse la sensación de que a nadie le importa, de que nadie cree que haya esperanza. La esperanza, sin embargo, es la savia vital de la persona que tiene diabetes. Ya sea hoy o mañana, los nuevos descubrimientos mejorarán la vida de todo aquel que tenga diabetes.

Trasplantes

Tiene usted diabetes y desearía curarse. En la actualidad, las ideas parecen centrarse en el uso de un trasplante pancreático o asociado, o en la implantación de un páncreas artificial.

A lo largo de los últimos 15 años se ha intentado realizar el trasplante de células o partes del cuerpo de una persona a otra (por ejemplo, de células beta, de islotes de Langerhans que contienen las células beta, o de un páncreas parcial o completo). Una vez efectuado el trasplante se tienen que tomar medicamentos para suprimir el sistema invasivo del cuerpo (inmunosupresión), para prevenir el rechazo del trasplante por parte del cuerpo, que reconoce que lo trasplantado no es propio. Se ha descubierto que las células beta «puras» (es decir, aquellas que no tienen vinculación con otros tejidos) son las que cuentan con menores posibilidades de rechazo. Si a una persona se le trasplanta una parte del páncreas de una persona viva, los resultados son similares al trasplante de un riñón o del corazón.

Los trasplantes pancreáticos totales o parciales se están realizando actualmente en diversos centros repartidos por todo el mundo. Aunque este procedimiento ha mejorado el estatus de la diabetes de los receptores, el rechazo y la infección constituyen problemas importantes.

El doctor David Sutherland, un mundialmente famoso cirujano de trasplantes, ha afirmado que los trasplantes más efectivos y duraderos son aquellos en los que se trasplantan el riñón y el páncreas al mismo tiempo. En más de 300 trasplantes realizados desde 1978 se ha alcanzado un índice de éxito del 75 por ciento para los trasplantes simultáneos, pero sólo un 60 por ciento de éxito para el trasplante sólo del páncreas. (No se necesita aumentar la medicación inmunosupresora cuando se trasplantan dos órganos en lugar de uno.)

También continúa la investigación del trasplante de islotes, aunque a ritmo lento debido a la falta de fondos y a una moratoria gubernamental impuesta en Estados Unidos sobre el uso de tejidos fetales en la investigación. No se están realizando trasplantes fuera del ambiente de investigación y son muy pocos los que se llevan a cabo en Estados Unidos. Continúa la investigación en animales y en laboratorio, aunque a un ritmo angustiosamente lento.

Se necesita llevar a cabo mucha investigación en este ámbito. La financiación es inadecuada y las restricciones son grandes. La disponibilidad también constituye un problema, ya se trate de un páncreas parcial, de células beta o de islotes. No obstante, el trasplante sigue siendo un aspecto prometedor de la investigación y una brillante esperanza para el futuro.

Trasplantes artificiales

El páncreas artificial se conoce como un sistema de «lazo cerrado» porque se autorregula a sí mismo, es decir, contiene todos los elementos de una verdadera célula beta y puede regularse para controlar el nivel de glucosa en sangre. Tal sistema consistiría en un sensor capaz de descubrir el nivel actual de glucosa en sangre, un ordenador o cerebro que dirija el sistema, una bomba para inyectar la insulina, una reserva para contener la insulina y una fuente de energía para hacer funcionar el sistema. Idealmente, el sistema debería contener una reserva de glucosa o glucagón para contrarrestar un posible bajo nivel de azúcar en sangre. Con la tecnología de la era espacial y la miniaturización de los chips de ordenador, tal sistema se está haciendo cada vez más posible. El mayor obstáculo es desarrollar una máquina (un sensor de glucosa) que, una vez colocada dentro del cuerpo, indique el nivel de azúcar en sangre y envíe un mensaje para saber exactamente la necesidad de insulina, glucosa o glucagón. Hasta el momento, todos los materiales probados para el sensor interno han sido «tapiados» dentro del cuerpo (cubiertos con tejido fibroso o graso) al cabo de unas pocas semanas a unos pocos meses después de implantado el instrumento. El sensor, aislado de este modo, no capta el verdadero nivel de glucosa en sangre y no ofrece por tanto una información exacta.

Una vez que se haya superado este obstáculo, el siguiente consistirá en instalar un sistema a «prueba de fallos» o un componente que contrarreste cualquier mal funcionamiento. Esta podría ser una sección del sistema de lazo cerrado en la que sería factible inyectar el glucagón. La descarga de glucagón al alcanzar un nivel predeterminado de glucosa en sangre, ayudaría a elevar el azúcar en la sangre.

La parte principal de este nuevo sistema de lazo cerrado ya se está estudiando en sujetos humanos. Tiene aproximadamente el tamaño de un disco de hockey y contiene una reserva para la insulina concentrada. Un ordenador interior, programado por otro ordenador exterior a través de señales transmitidas por radio, dirige la descarga de diminutas cantidades de insulina. La cantidad de insulina que debe ser liberada es señalada por los resultados del análisis del azúcar en sangre a partir de la muestra de sangre tomada en el dedo.

Un sistema exterior de lazo cerrado llamado Biostator puede analizar y controlar los niveles de glucosa en sangre. A partir de un catéter colocado en una vena, se hepariniza menos de media cucharadita de sangre cada hora, de modo que no se forme un coágulo que bloquee la tubación. Esta sangre heparinizada se dirige mediante tubación a una máquina, pasa ante un sensor de glucosa que señala a la máquina una cantidad específica de insulina o de glucosa, basándose en los niveles detectados de glucosa en sangre. Aunque esta máquina es útil para solucionar problemas rápidos de gestión, necesita de un personal altamente cualificado cuando se utiliza para propósitos rutinarios, como durante una operación quirúrgica o durante un parto, así como para propósitos de investigación.

Nuevos tratamientos

Las insulinas son actualmente más refinadas y mucho más puras que en el pasado. Ahora somos capaces de fabricar insulina biosintética (con insulina de cerdo cambiada para que equivalga a la insulina humana), así como insulina biogenética (para hacer crecer otras células que fabrican insulina, como las del trigo o ciertas células encontradas normalmente en el tracto digestivo). La insulina humana pura se puede fabricar con sencillez y de forma barata. Pero cuanto más pura es la insulina, más corta es su duración, de modo que hay que establecer un compromiso para alcanzar el objetivo de pureza.

La proinsulina, la sustancia química antes de que se convierta en insulina, fue estudiada con cierta profundidad. Se ha descubierto así que la proinsulina tiene la misma actividad en el tiempo que la insulina de acción intermedia (como el NPH) y que podía ser estilizada para satisfacer las necesidades individuales. Algunas personas absorben insulinas de acción corta o insulinas de acción intermedia a velocidades diferentes, y se podría desarrollar insulina estilizada para satisfacer sus necesidades. Estas insulinas estilizadas o «de diseño» se están desarrollando y probando en la actualidad.

Tal como se ha comentado antes, los métodos para administrar la insulina se hacen cada vez más complejos y refinados, y estos métodos serán cada vez más baratos y fáciles de usar a medida que avance la investigación. Una compañía está trabajando actualmente en una máquina que utiliza una sonda especial llamada transductor, que se sitúa sobre la piel. A través del empleo de ciertas señales electrónicas, la máquina puede ser dirigida para que mida la cantidad de azúcar que hay en el fluido histiológico y ajustarse después para leer la cantidad de azúcar en sangre. La máquina es por el momento bastante grande y cara y está siendo diseñada para su uso únicamente en la consulta del médico. Una vez que haya sido probada meticulosamente y puesta a la venta en el mercado, la compañía tiene la intención de reducir el tamaño y el precio para su uso en el hogar. El precio de la máquina para el hogar se espera que ronde los 2.000 dólares, pero en este caso ya no se necesitarían las varillas de glucosa en sangre.

Para la diabetes de tipo II se han desarrollado algunas terapias nuevas que han causado entusiasmo. Se están probando nuevos agentes hipoglucémicos orales, así como combinaciones de diferentes agentes orales y de estos con insulina. Se están desarrollando nuevos tratamientos dietéticos destinados a la pérdida de peso y el control del azúcar en sangre. Se han hecho nuevos descubrimientos en la forma en que trabaja la insulina y por qué se desequilibra el sistema del cuerpo. Actualmente, los científicos están efectuando buenos progresos para aprender sobre la diabetes del tipo II y existe un gran optimismo acerca del futuro.

Si se le ocurriera alguna idea acerca de un nuevo tratamiento para la diabetes, coméntesela al médico de la familia. Si le parece posible, póngase en contacto con su asociación de diabetes para informarse sobre el nombre de algún investigador que viva en su zona. Escríbale comunicándole su idea. Si tiene dificultades para escribir, describa la idea en una cinta magnetofónica o llámelo por teléfono. Consiga hacer llegar su idea a ese investigador. No tenga miedo de ser rechazado. Quizá su idea ya haya sido probada. Pero, una vez más, también es posible que nadie haya intentado lo que se le haya ocurrido de la manera exacta en que lo haya pensado usted. Si dispone de los recursos, descubra con antelación si su idea ha sido intentada antes. En caso contrario, la mayoría de investigadores especializados en diabetes sabrán si la información de la que habla es nueva o vieja.

La educación, tanto de usted como de los profesionales, ayuda a desarrollar nuevas ideas. La Asociación de Diabetes de Estados Unidos ha desarrollado un conjunto de protocolos médicos para guiar a los profesionales de la salud en el control de la diabetes. A medida que aprenden sobre estos protocolos, pueden cuestionarlos o determinar sería mejor ponerlos en práctica de otro modo. En otras palabras, los profesionales de la salud estimularán aún más el pensamiento en relación con lo que se está haciendo, ayudarán a actualizar lo que se hace y estimularán ideas acerca de cómo se pueden hacer mejor las cosas.

El esfuerzo por hacer mejor las cosas significa que hay personas a quienes les importa, y que es posible el cambio para la persona que tiene la enfermedad. ¿Qué es mejor, aprender lo que causa la diabetes, cómo controlarla con eficacia o curarla? Para quienes tienen la enfermedad, la cura es el centro de atención; para aquellos en cuyos familias existe un fuerte historial de diabetes, la prevención es lo principal. Para la atención actual a los enfermos, las formas de tratar la diabetes constituyen el centro de atención. En consecuencia, los científicos enfocan la diabetes desde todos estos ángulos.

Encontrar la causa

Si la diabetes se pudiera prevenir, no habría necesidad de máquinas especiales o de procedimientos quirúrgicos. Descubrir la causa allanaría el camino para la prevención de la diabetes, por lo que este aspecto es extremadamente importante.

El síndrome de la diabetes, en la mayoría de sus formas, es básicamente genético o heredado. Tal como se ha comentado antes, sin embargo, puede tener otras muchas causas (puede ser el resultado de, por ejemplo, la cirugía, ciertas medicaciones u otras enfermedades estresantes). La diabetes del tipo II es una enfermedad heredada, pero el gen de la herencia e incluso el cromosoma que lo porta, aún no han sido positivamente identificados. En varios centros se continúa trabajando para identificar el gen y confiamos en que pronto podrá ser identificado, de modo que algún día podamos modificarlo y curar o prevenir la diabetes mellitus II.

El gen o genes para la diabetes de tipo I está más cerca de ser identificado. La diabetes de tipo I, asociada con el estudio del sistema inmunológico (inmunología), es un síndrome de enfermedades, antes que de una sola enfermedad. La inmunología está estrechamente asociada con los rasgos heredados (genética). Las personas a las que se les ha diagnosticado una diabetes tienen a menudo historias familiares de la enfermedad. Actualmente se están descubriendo los marcadores genéticos y algún día será posible hacerse un análisis de sangre que indique si la persona está predispuesta a contraer una de las enfermedades de este síndrome. Quizá alguna investigación futura conducirá a la capacidad para efectuar cambios basados en tales descubrimientos, de modo que una persona pueda evitar tanto el desarrollo de la enfermedad como su transmisión.

La investigación progresa con rapidez para determinar la relación del sistema inmunológico con la diabetes de tipo I y el desarrollo de sustancias químicas para estimular o suprimir el sistema inmunológico. Aunque este trabajo todavía se halla en sus fases iniciales, existen grandes esperanzas de que pueda encontrarse una diabetes del tipo I en un futuro no muy lejano. Confiamos en que esta sea la última generación de niños que desarrollen diabetes de tipo I.

La cuestión sobre la insulina Lispro

Lispro es un nuevo preparado insulínico que, en el momento de escribir, todavía no se encuentra a la venta en el mercado, pero que pronto lo estará. Se trata de una de entre un grupo de insulinas conocidas como insulinas de diseño, puesto que son diseñadas por ordenador y luego producidas. Son el resultado de la manipulación de las secuencias de aminoácidos en la molécula de insulina. En el caso de la Lispro, consiste en una sola alteración introducida en la molécula de insulina por la que simplemente se cambian las posiciones de la lisina y la prolina en el extremo terminal de la cadena B (beta) de la insulina.

En la molécula normal, la prolina aparece antes que la lisina y si se cambia el orden de las dos y se sitúa primero la lisina, cambian las propiedades de la insulina, y en particular la velocidad de la absorción.

Una de las desventajas de la insulina regular es que necesita aproximadamente unos 30 minutos o más en ser absorbida desde el tejido y de dos a cuatro horas para alcanzar su efecto pico. Puesto que los alimentos se absorben de una a once horas, la insulina tiene que ser administrada 30 minutos antes de la comida, lo que constituye un inconveniente. Del mismo modo, la duración de la acción es un poco más prolongada, de modo que puede producirse una hipoglucemia antes de la siguiente comida después de la absorción de la comida anterior. La Lispro está diseñada para ser absorbida mucho más rápidamente y se puede tomar de cinco a diez minutos antes de la comida. Tiene una acción pico muy rápida que se corresponde con la absorción de la comida. En consecuencia, tiene la ventaja de que se la puede tomar cuando el individuo come, sea cuando fuere, y que produce una elevación rápida para contrarrestar el fuerte aumento del azúcar en sangre que ocurre cuando se absorbe la comida. A continuación desaparece muy rápidamente, en unas dos horas. Así pues, no causa la hipoglucemia anterior a la comida que se observa tan a menudo con la insulina regular. La única desventaja de la insulina Lispro es que es de acción muy corta y no se superpone con la siguiente dosis. En consecuencia, se necesita tomar alguna insulina de acción prolongada para aportar la insulina basal o de fondo, necesaria entre comidas y durante la noche. Eso puede hacerse administrando dos inyecciones diarias de NPH o insulina lenta, o una o dos inyecciones de Ultralente al día. La Lispro está siendo administrada tres veces al día, con cada comida. La insulina ha sido concienzudamente probada en estudios mundiales y los datos serán presentados dentro de poco, para su aprobación, ante la Administración para los Alimentos y las Drogas de Estados Unidos (FDA). Una vez aprobada, la insulina se comercializará en el mercado como una nueva ayuda en el tratamiento que debería mejorar y aumentar nuestra capacidad para proporcionar una terapia insulínica más eficiente, flexible y suavemente intensiva, de acuerdo con las directrices del Ensayo de Control y Complicaciones de la Diabetes (DCCT).

*La cuestión relativa al control no invasivo
de la glucosa en sangre*

Ha llegado el momento de la tecnología del control no invasivo de la glucosa en sangre. Esta tecnología es sencilla y ya hace algún tiempo que está disponible. Supone pasar el cuerpo por un rayo de luz cercano al espectro de los infrarrojos. Un rayo de infrarrojos generado por láser se pasa a una patata, manzana o cualquier otro objeto y este rayo de luz hará vibrar las diversas moléculas. Puesto que las moléculas vibran en frecuencias diferentes, lo que es agua, azúcar, grasa, aminoácidos, etc., vibran todas pero lo hacen a frecuencias diferentes, por lo que se puede adjuntar un sensor o receptor y sintonizarlo con la frecuencia que se desee. Podemos sintonizar así con la frecuencia del azúcar y la amplitud de esa señal que regresa al receptor le indicará cuánta azúcar hay presente. Esta tecnología fue desarrollada originalmente para la industria de la alimentación, con el propósito de determinar el contenido de azúcar de las patatas y de las frutas en los huertos, antes de cosecharlas. Ahora ha sido adaptada por una serie de empresas que están trabajando en modelos para medir el azúcar en sangre haciendo pasar un rayo a través de la piel.

Los modelos iniciales que intentaron utilizar el dedo no han tenido éxito todavía debido a la variación en el espesor de la piel, que puede variar debido a los frecuentes análisis de glucosa en sangre tomados en el pasado, así como a los riesgos profesionales que aumentan el espesor de la piel. Diasense, Inc., de Pittsburgh, PA, ha desarrollado un modelo llamado Diasense 1000 que en enero de 1994 fue sometido para su aprobación a la FDA, y que debería estar disponible en el mercado en un próximo futuro. Este modelo mide el azúcar en sangre a través de la piel en la parte inferior blanda del antebrazo. Puesto que en esta zona la piel de todo el mundo tiene aproximadamente el mismo espesor, no hay tanto problema con la estandarización. La desventaja de esta máquina, que es muy exacta, es que no es portátil y sólo puede instalarse sobre una mesa. Es una máquina que funciona a 110 voltios AC y que tiene que ser conectada a la corriente eléctrica. Es del tamaño de una caja de pan y bastante pesada. En consecuencia, se trata de un modelo para el hogar y no portátil que pueda llevar consigo para comprobar el azúcar en sangre. Tiene una zona redondeada, en forma de taza, en la que se ajusta el brazo. Se hace pasar el rayo de luz y luego se lee el nivel del azúcar en sangre. El modelo inicial será bastante caro, ya que su precio rondará los 8.000 dólares. Una serie de empresas están trabajando ya en otros modelos más pequeños y portátiles. A medida que más empresas produzcan sus unidades, el precio de todas las unidades debería empezar a disminuir. Esta es, sin embargo, la tecnología del futuro y debería ser considerada con esperanza.

Actualización para la gestión de la diabetes del tipo I

La actitud hacia la gestión de la diabetes de tipo I y en menor medida la diabetes de tipo II ha cambiado mucho gracias al Ensayo de Control y Complicaciones de la Diabetes (DCCT), que ha demostrado de modo concluyente que necesitamos obtener y mantener un alto grado de control para prevenir las complicaciones de la diabetes. Eso ha dado como resultado un gran ímpetu al desarrollo de nuevos métodos de gestión. Diversas personas están investigando para descubrir nuevas formas de proporcionar esta gestión, utilizando para ello diversos tipos de protocolos, algoritmos y fórmulas matemáticas. Se ha demostrado que el sistema de intercambio no encaja bien en esta clase de gestión, de modo que se están investigando ahora nuevos regímenes dietéticos o metodologías destinadas a mejorar el control.

No obstante, en el pasado ya se han analizado las técnicas para un control realmente bueno, en consonancia con los principios del DCCT. Éstas son:

1) El cuidado del individuo con diabetes por parte de un equipo especialmente entrenado, que haya recibido educación y tenga experiencia en el control de la diabetes de tipo I.
2) La educación del paciente en todos los aspectos de la diabetes, incluidos los principios de la autogestión, de modo que el paciente esté capacitado para asumir la responsabilidad sobre su propio cuidado.

3) El uso de un programa dietético flexible que esté en conjunción con la administración de insulina.
4) Un régimen insulínico flexible de varias dosis, que pueda ser modificado para adaptarse a los diferentes estilos de vida y a los cambios introducidos en los mismos por parte de los individuos con diabetes.

Estos son los principios que han guiado y guiarán el desarrollo de metodologías para el control de la diabetes de tipo I.

Por lo que se refiere a la diabetes de tipo II, la evidencia indica que las personas también necesitan mantenerse bajo un mejor control, lo que conducirá a que más individuos puedan tomar insulina antes y al uso de regímenes insulínicos de dosis múltiples, aplicados con mayor frecuencia a la diabetes de tipo II. Uno de los nuevos medicamentos que pronto estará disponible es el Metformin o Glucophage. El Metformin no es exactamente un medicamento nuevo. Se ha utilizado en casi todo el mundo durante por lo menos 30 años. No obstante, es nuevo en Estados Unidos, y pronto estará en el mercado. Actualmente se encuentra a través de una serie de nuevos medicamentos de investigación que cualquier dietólogo experimentado puede obtener mediante solicitud, pero que en el término de pocos meses estará disponible para su uso comercial. Este medicamento funciona de modo diferente a los otros agentes orales hipoglucémicos, por lo que puede utilizarse a solas o en conjunción con los medicamentos actuales. El objetivo, es el de intensificar la terapia, proporcionando no sólo un mejor control, sino también un más prolongado período de tiempo durante el que poder utilizar agentes hiperglucémicos orales antes de cambiar a la insulina.

Todo esto, sin embargo, ha conducido a la necesidad de más autocontrol de la glucosa en sangre en las personas con diabetes de tipo II, de modo que estos diversos medicamentos puedan ser individualizados para satisfacer las necesidades específicas de los individuos y hacerlo al tiempo que esas necesidades cambian. Sin el autocontrol de la glucosa en sangre, la medicación no puede adaptarse a la medida de las necesidades del individuo y la clase de control necesario para satisfacer las exigencias del DCCT. En consecuencia, tenemos la sensación de que todos los pacientes diabéticos deberían ser bien educados y llevar a cabo sus propios controles de glucosa en sangre.

Financiación de la investigación

En Estados Unidos, además de los Institutos Nacionales de la Salud, los principales organismos que financian la investigación sobre la diabetes son la Asociación de Diabetes de Estados Unidos y la Fundación Juvenil de Diabetes. Los fondos, sin embargo, no son suficientes para apoyar las numerosas ideas nuevas que se están sometiendo para su estudio con el propósito de encontrar financiación que las respalde. Se necesitan los fondos para pagar salarios, equipo, suministros y todo el papeleo administrativo que supone informar y compartir la información entre los investigadores y desde los centros de investigación hacia el público. Se necesitan fondos de formación para desarrollar a los investigadores del futuro. Cuando un médico o cualquier otro científico completa la necesaria preparación para una investigación, ya se han agotado la mayoría de los fondos.

Para el médico, la oferta de abrir una consulta médica se superpone a menudo al trabajo de investigación, para poder disponer así de unos ingresos suficientes.

Los programas de formación de investigadores también necesitan suministros y equipo. En ocasiones, ese equipo tiene que construirse para satisfacer las guías específicas de los investigadores (como por ejemplo en el caso del páncreas artificial implantable, para la que no existía equipo capaz de llevar adelante tal idea, de modo que la máquina tuvo que fabricarse a partir de la nada).

Para contribuir a los esfuerzos de investigación, hable con sus representantes políticos y anímelos a solicitar aumentos en la financiación de la investigación para la diabetes. Apoye las asociaciones de diabéticos y sus esfuerzos para obtener fondos, y ayúdelas en sus iniciativas para alertar al público ante los peligros de la diabetes y la necesidad de apoyar la investigación en este campo.

La necesidad de investigar la diabetes seguirá existiendo mientras la enfermedad no haya sido finalmente conquistada. Por el momento, la educación y el conocimiento son nuestras mejores armas. Cuanto más en forma se mantenga usted, como individuo, siguiendo su programa, tanto más podrá beneficiarse de la nueva investigación. Y cuanto más comparta sus ideas sobre la prevención, cura o tratamiento de la enfermedad con los profesionales de la salud, o con las asociaciones de diabéticos, tanto más estará contribuyendo a conseguir que la diabetes mellitus sea una enfermedad del pasado.

Apéndice A
Cuestionario alimentario

Teléfono: _____   Médico: _____

Nombre: _____   Fecha de nacimiento: _____

Dirección: _____   Cónyuge: _____

¿Cuánta leche bebe al día? _____

¿Consume mantequilla? _____ ¿o margarina? _____

Si consume pan, ¿de qué clase? Blanco _____ De grano entero _____

Si consume tortas, ¿de qué clase? Harina _____ Maíz _____

Si consume arroz, ¿de qué clase? Blanco _____ Moreno _____

¿Consume alimentos *kosher*? Siempre _____ A veces _____ Nunca _____

¿Cuántas veces a la semana consume los alimentos siguientes?:

Nombre del alimento	4 o más veces a la semana	¿Diariamente?		¿Cuánto es una ración?
Queso duro	_____	_____	_____	Rebanadas
Huevos	_____	_____	_____	Entero
Filete, hamburguesa, chuletas de cordero, etc.	_____	_____	_____	Gramos
Carnes frías, perritos calientes, salchichas o carnes en el almuerzo	_____	_____	_____	Trozos/ Gramos
Pizza	_____	_____	_____	Trozos
Rollitos dulces, donuts	_____	_____	_____	Piezas

Alimentos muy fritos (patatas fritas, etc.)	————	————	————	————	Piezas
Bebidas efervescentes (dietéticas o no)	————	————	————	————	Tazas
Bebidas de frutas (no zumo de frutas)	————	————	————	————	Tazas
Bebidas alcohólicas (cerveza, vino, whisky, cócteles, etc.)	————	————	————	————	Tazas/gramos
Batidos de leche, helado, etc.	————	————	————	————	Tazas
Dulces	————	————	————	————	Piezas
Patatas fritas, otros fritos	————	————	————	————	Piezas enteras
Crackers, pretzels	————	————	————	————	Piezas enteras
Panes calientes	————	————	————	————	Piezas enteras
Verduras (verde oscuras o amarillas intensas)	————	————	————	————	Tazas
Cítricos (naranja, pomelo, mandarina o tomate)	————	————	————	————	Tazas
Patata	————	————	————	————	Entera
Boniato dulce, yam	————	————	————	————	Entera
Maíz	————	————	————	————	Tazas
Otras frutas y verduras	————	————	————	————	Tazas
Pescado (incluido atún)	————	————	————	————	Gramos
Pollo, pavo, otras aves	————	————	————	————	Gramos
Carne magra					Gramos
Queso fresco o yogurt	————	————	————	————	Tazas
Macarrones, tallarines, espaguetis	————	————	————	————	Tazas
Cereales, cocinados	————	————	————	————	Tazas

Cereales, secos   ——— ——— ——— ———   Tazas

Pan de cereales,
    bizcochos, barritas,
    bollitos, waffles,   Piezas
    tortas   ——— ——— ——— ———   enteras

Incluya otros alimentos que no aparezcan en la lista anterior y que coma con regularidad:

_____

_____

_____

Trace un círculo alrededor de lo que acostumbra a utilizar para sazonar los alimentos:
Sal en la cocina, sal en la mesa, glutamato monosódico, suavizador de carnes, salsa de soja, Tabasco, otros: _____

Trace un círculo alrededor de los alimentos que le gusten:
Albaricoques, alcachofas, aguacates, plátanos, brotes de soja, remolacha, brócoli, coles de bruselas, col, cantalupo, zanahorias, pimientos verdes, judías, mangos, papayas, guisantes, uvas, rábanos, col fermentada, cebolletas, espinacas, fresas, nabos, sandía _____

_____

Apéndice B
Raciones dietéticas recomendadas

Las tablas que siguen a continuación han sido suministradas por el Consejo de Alimentación y Nutrición, Academia Nacional de Ciencias de Estados Unidos, Consejo Nacional de Investigación.

Notas de las tablas que vienen a continuación:

[a] Las raciones, expresadas como tomas diarias medias a lo largo del tiempo, tienen en cuenta las variaciones individuales entre las personas más normales que viven en Estados Unidos bajo las tensiones medioambientales habituales. Las dietas deberían basarse en una variedad de alimentos comunes para tener en cuenta también otros nutrientes para los que están menos bien definidas las necesidades humanas.

[b] Pesos y alturas de adultos de referencia según promedio para la población de Estados Unidos de la edad designada, según se informa en NHANES II. Los pesos y alturas medias de los menores de 19 años de edad fueron tomados de Hamill *et al.* (1979) (véanse págs. 16-17). El uso de estas cifras no implica que las proporciones entre altura y peso sean las ideales.

[c] Equivalentes de retinol. 1 equivalente de retinol = 1 μg retinol o 6 μg beta-caroteno.

[d] Como colecalciferol. 10 μg colecalciferol = 400 IU de vitamina D.

[e] Equivalentes de beta-tocoferol. 1 mg d-α tocoferol = 1 α-TE.

[f] 1 NE (equivalente de niacina) es igual a 1 mg de niacina o 60 mg de triptofán dietético.

Raciones dietéticas recomendadas,[a] revisado en 1989

Diseñado para el mantenimiento de una buena nutrición de prácticamente todas las personas saludables en Estados Unidos

Categoría	Edad (años) o estado	Peso (kg)[b]	Altura (cm)[b]	Proteína (g)	Vitamina A (μg RE)	Vitamina D (μg)[d]	Vitamina E (μg α - TE)[e]	Vitamina K (μg)
Bebés	0,0-0,5	6	60	13	375	7,5	3	5
	0,5-1,0	9	71	14	375	10	4	10
Niños	1-3	13	90	16	400	10	6	15
	4-6	20	112	24	500	10	7	20
	7-10	28	132	28	700	10	7	30
Hombres	11-14	45	157	45	1.000	10	10	45
	15-18	66	176	59	1.000	10	10	65
	19-24	72	177	58	1.000	10	10	70
	25-50	79	176	63	1.000	5	10	80
	51+	77	173	63	1.000	5	10	80
Mujeres	11-14	46	157	46	800	10	8	45
	15-18	55	163	44	800	10	8	55
	19-24	58	164	46	800	10	8	60
	25-50	63	163	50	800	5	8	65
	51+	65	160	50	800	5	8	65
Embarazo				60	800	10	10	65
Lactancia	1.os 6 meses			65	1.300	10	12	65
	2.os 6 meses			62	1.200	10	11	65

Vitaminas solubles en grasa

Raciones dietéticas recomendadas *(continuación)*

Vitaminas solubles en grasa

Categoría	Edad (años) o estado	Peso (kg)[b]	Altura (cm)[b]	Vitamina C mg	Tiamina (mg)	Riboflavina (mg)	Niacina (mg NE)[f]	Vitamina B$_6$ (mg)	Ácido fólico (μg)	Vitamina B$_{12}$ (μg)
Bebés	0,0-0,5	6	60	30	0,3	0,4	5	0,3	25	0,3
	0,5-1,0	9	71	35	0,4	0,5	6	0,6	35	0,5
Niños	1-3	13	90	40	0,7	0,8	9	1,0	50	0,7
	4-6	20	112	45	0,9	1,1	12	1,1	75	1,0
	7-10	28	132	45	1,0	1,2	13	1,4	100	1,4
Hombres	11-14	45	157	50	1,3	1,5	17	1,7	150	2,0
	15-18	66	176	60	1,5	1,8	20	2,0	200	2,0
	19-24	72	177	60	1,5	1,7	19	2,0	200	2,0
	25-50	79	176	60	1,5	1,7	19	2,0	200	2,0
	51+	77	173	60	1,2	1,4	15	2,0	200	2,0
Mujeres	11-14	46	157	50	1,1	1,3	15	1,4	150	2,0
	15-18	55	163	60	1,1	1,3	15	1,5	180	2,0
	19-24	58	164	60	1,1	1,3	15	1,6	180	2,0
	25-50	63	163	60	1,1	1,3	15	1,6	180	2,0
	51+	65	160	60	1,0	1,2	15	1,6	180	2,0
Embarazo				70	1,5	1,6	17	2,2	400	2,2
Lactancia	1.os 6 meses			95	1,6	1,8	20	2,1	280	2,6
	2.os 6 meses			90	1,6	1,7	20	2,1	260	2,6

Raciones dietéticas recomendadas (continuación)

Minerales

Categoría	Edad (años) o estado	Peso (kg)[b]	Altura (cm)[b]	Calcio (mg)	Fósforo (mg)	Magnesio (mg)	Hierro (mg)	Zinc (mg)	Yodo (µg)	Selenio (µg)
Bebés	0,0-0,5	6	60	400	300	40	6	5	40	10
	0,5-1,0	9	71	600	500	60	10	5	50	15
Niños	1-3	13	90	800	300	80	10	10	70	20
	4-6	20	112	800	300	120	10	10	90	20
	7-10	28	132	800	500	170	10	10	120	30
Hombres	11-14	45	157	1.200	1.200	270	12	15	150	40
	15-18	66	176	1.200	1.200	270	12	15	150	50
	19-24	72	177	1.200	1.200	270	10	15	150	70
	25-50	79	176	800	800	350	10	15	150	70
	51+	77	173	800	800	350	10	15	150	70
Mujeres	11-14	46	157	1.200	1.200	280	15	12	150	45
	15-18	55	163	1.200	1.200	280	15	12	150	50
	19-24	58	164	1.200	1.200	280	15	12	150	55
	25-50	63	163	800	800	280	15	12	150	55
	51+	65	160	800	800	280	10	12	150	55
Embarazo				1.200	1.200	320	30	15	175	65
Lactancia	1.os 6 meses			1.200	1.200	355	15	19	200	75
	2.os 6 meses			1.200	1.200	340	15	16	200	75

Raciones dietéticas recomendadas *(continuación)*

CUADRO RESUMEN

Tomas dietéticas diarias estimadas como seguras y adecuadas de vitaminas y minerales selectos[a]

Categoría	Edad (años)	Vitaminas			Oligoelementos[b]			
		Biotina (µg)	Ácido pantoténico (mg)	Cobre (mg)	Manganeso (mg)	Flúor (mg)	Cromo (µg)	Molibdeno (µg)
Bebés	0,0-0,5	10	2	0,4-0,6	0,3-0,6	0,1-0,5	10-40	15-30
	0,5-1,0	15	3	0,6-0,7	0,6-1,0	0,2-1,0	20-60	20-40
Niños	1-3	20	3	0,7-1,0	1,0-1,5	0,5-1,5	20-80	25-50
	4-6	25	3-4	1,0-1,5	1,5-2,0	1,0-2,5	30-120	30-75
	7-10	30	4-5	1,0-2,0	2,0-3,0	1,5-2,5	50-200	50-150
	11+	30-100	4-7	1,5-2,5	2,0-5,0	1,5-2,5	50-200	75-250
Adultos		30-100	4-7	1,5-3,0	2,0-5,0	1,5-4,0	50-200	75-250

[a] Puesto que se dispone de menos información sobre la que basar las raciones, estas cifras no se dan en el cuadro principal de la RDA y se aportan aquí en forma de gamas de ingestas recomendadas.

[b] Puesto que los niveles tóxicos para muchos oligoelementos son únicamente de varias veces las ingestas habituales, los niveles superiores de los oligoelementos dados en este cuadro no deberían excederse de modo habitual.

Apéndice C
Listas de intercambio de la Asociación de Diabetes de Estados Unidos*

Se han incluido las siguientes listas de intercambio, pero la Asociación de Diabetes de Estados Unidos, en colaboración con la Asociación Dietética de Estados Unidos puede hacer otras recomendaciones. Estas asociaciones trabajan para revisar las guías dietéticas que deberían estar disponibles a lo largo de 1995. Se pondrá el énfasis en la consulta individual con un especialista en dietética debidamente colegiado. También se apoya el concepto de que un plan de comidas tiene que ser hecho según el tipo de diabetes, el método de tratamiento y que la persona tenga un problema de peso o no. También se abordarán otros problemas dietéticos (como por ejemplo los problemas de colesterol, etc.). Establecer un plan básico de comidas y seguirlo en todo lo posible constituye un aspecto esencial para conseguir niveles normales de glucosa en sangre.

La cantidad total de hidratos de carbono en la dieta, antes que la fuente, parece ser el factor que influye sobre los niveles de azúcar en sangre después de las comidas. Si se utiliza azúcar de mesa (sucrosa) como parte del plan de comidas, la glucosa en sangre no se verá necesariamente afectada. Utilizada por sí sola, o añadida a la comida,

---

* Las listas de intercambio constituyen la base de un sistema de planificación de las comidas diseñado por un comité de la Asociación de Diabetes de Estados Unidos y de la Asociación Dietética de Estados Unidos. Aunque creadas fundamentalmente para personas con diabetes y otras que tienen que seguir dietas especiales, las listas de intercambio se basan en los principios de la buena nutrición que se aplican a todas las personas. © 1986 American Diabetes Association, The American Dietetic Association.

será la responsable de elevados niveles de azúcar en sangre. Esto no quiere decir, sin embargo, que se pueda utilizar libremente el azúcar de mesa. Quiere decir que el azúcar se puede comer en cantidades modestas, pero como parte de un plan dietético equilibrado.

Hay una variedad de enfoques con respecto a la planificación de las comidas. Uno muy reciente es el llamado «contaje de los hidratos de carbono». Resulta útil para muchas personas, pero el reconocimiento de la ingesta y contenido total de calorías en el plan básico de las comidas es obligatorio para los niños en crecimiento y otras personas. También son muchos los que utilizan el método de la pirámide. Éste sigue las recomendaciones generales que se encuentran en la mayoría de los planes de comida: cereales, panes, arroz, patatas y pasta forman la base de la pirámide. El segundo nivel incluye frutas y verduras; el tercero los productos lácteos, la carne, el pescado y los huevos. La parte superior incluye las grasas y los dulces, con la advertencia de usarlos escasamente (es decir, menos del 30 % de la dieta debería ser usado como grasa).

Se apoya la pérdida de peso, pero el objetivo ha dejado de ser, como antes, centrar la atención en el peso ideal del cuerpo en relación con la altura. Se ha descubierto que una pérdida de peso suave a moderada de 5-10 kilos mejora el control de la diabetes. El objetivo se centra ahora por tanto en alcanzar un peso saludable, con el propósito de lograr los deseados niveles de azúcar en sangre y de lípidos (grasa o colesterol y triglicéridos). Puede obtenerse una copia de las nuevas guías nutricionales poniéndose en contacto con el Order Fulfillment Dept., en el American Diabetes Association's National Center, teléfono 1-800-232-3472.

Si tiene diabetes, su cuerpo no podrá utilizar de la forma adecuada la comida que ingiera. Al comer, la comida es digerida y buena parte de ella es transformada en glucosa, un azúcar que el cuerpo utiliza como combustible. La glucosa es transportada por la corriente sanguínea a las células individuales del cuerpo. El cuerpo produce una hormona llamada insulina, que ayuda a la glucosa a entrar en las células. Normalmente, se produce insulina suficiente para permitir que la glucosa existente en la sangre sea absorbida por las células, donde es utilizada como energía. La insulina también ayuda al cuerpo a almacenar glucosa extra y grasa para su uso posterior.

Cuando se tiene diabetes, el cuerpo no produce suficiente insulina, y a veces incluso ninguna, o no la utiliza adecuadamente. Sin la insulina, el cuerpo no puede utilizar el alimento que usted ingiere. Así, la comida digerida, en forma de glucosa, se acumula en la sangre. Las células no reciben la energía que necesitan, porque no disponen de insulina para hacer penetrar la glucosa en las células. Los síntomas de la diabetes vienen causados por los altos niveles de glucosa en sangre. Las personas con diabetes también pueden tener altos niveles de grasa en la sangre (colesterol y triglicéridos). Con el transcurso del tiempo, unos niveles de glucosa y de grasa en sangre superiores a lo normal pueden causar graves complicaciones a largo plazo.

Hay dos grandes tipos de diabetes mellitus:

La insulino-dependiente (IDDM, tipo I, inicio juvenil).
La no insulino-dependiente (NIDDM, tipo II, inicio adulto).

Las personas con diabetes insulino-dependiente no producen insulina. Cuando el cuerpo no tiene insulina y no puede utilizar la glucosa para la energía, empieza a quemar grasa. Cuando ha quemado grasa para obtener energía, se forman desechos ácidos llamados cetonas. Las cetonas se acumulan en la sangre y causan una grave afección llamada cetoacidosis. Las personas con diabetes insulino-dependiente tienen que ponerse inyecciones de insulina para evitar una situación amenazadora para la vida.

Las personas con diabetes no insulino-dependiente producen algo de insulina, pero o bien en cantidad insuficiente, o bien con un funcionamiento inadecuado. Este tipo de diabetes se puede controlar a menudo mediante la dieta y el ejercicio. Los agentes hipoglucémicos orales (pastillas para la diabetes) ayudan a algunas personas a producir más insulina o a utilizar mejor la que ellas mismas ya producen. Algunas personas con diabetes no insulino-dependiente pueden llegar a necesitar inyecciones de insulina para regular sus niveles de glucosa en sangre.

Control de la diabetes con los alimentos

El control de la diabetes tiene tres partes: alimentación, actividad y medicación (si fuera necesaria). Los alimentos aumentan los niveles de glucosa y grasa en la sangre. La actividad y la medicación (insulina o agentes hipoglucémicos orales) disminuyen los niveles de glucosa y grasa en la sangre. El equilibrio entre estas tres partes permite una buena gestión de la diabetes. En esta sección centraremos la atención en la alimentación.

Los objetivos nutritivos de la gestión de la diabetes son alcanzar y mantener niveles apropiados de glucosa y grasa en la sangre. Aprender a equilibrar la comida que se ingiere con su nivel de actividad y con la insulina que produce su cuerpo, de tal modo que los niveles de glucosa y grasas (colesterol y triglicéridos) de la sangre se mantengan lo más cerca posible de la normalidad. Es importante mantener los niveles de glucosa en sangre lo más cerca de la normalidad para prevenir problemas que pueden ser la consecuencia de un alto nivel (cetoacidosis o coma diabético) o, si se utiliza insulina, de un nivel demasiado bajo (reacciones insulínicas). Es importante adaptar la cantidad de alimento que se ingiere a la cantidad de insulina de su cuerpo, tanto si es el cuerpo el que la produce (por su propia cuenta o con ayuda de pastillas diabéticas), como si la insulina procede de inyecciones. Esto no sólo le ayudará a sentirse mejor (los síntomas de la diabetes desaparecerán), sino que, lo que es más importante, le ayudará a reducir o prevenir las complicaciones de la diabetes.

El control de la glucosa en sangre puede ser muy útil para seguirle la pista a su diabetes y puede mostrarle los efectos que tienen ciertos alimentos o actividades sobre sus niveles de glucosa en sangre. Se puede medir su propia glucosa en sangre utilizando un instrumento de pinchazo en el dedo y una varilla de análisis. El registro del control ayudará a concordar su plan de comidas con otros aspectos de su gestión de la diabetes.

También es importante limitar la cantidad de grasa que contenga su dieta, porque los altos niveles de grasas en la sangre van asociados con la enfermedad cardiaca. Las personas con diabetes corren un riesgo mayor que otras personas de desarrollar una enfermedad cardiaca.

Mantenimiento de un peso razonable

Es importante comer la cantidad correcta de calorías para alcanzar y mantener un peso corporal razonable. El número de calorías que usted necesite depende de su tamaño, edad y nivel de actividad.

Tomar demasiadas calorías produce aumento de peso, lo que no hará sino empeorar la diabetes e incidir desfavorablemente los riesgos que corre de tener alta la presión arterial y de sufrir una enfermedad cardiaca. El cuerpo fabrica y/o utiliza mejor la insulina cuando tiene usted un peso deseable.

Tomar muy pocas calorías provoca un problema diferente. Los niños y los adolescentes con diabetes tienen que tomar suficientes calorías para crecer adecuadamente. Las mujeres embarazadas y durante la lactancia, también tienen que tomar suficiente calorías para proporcionar a sus hijos el desarrollo adecuado.

El ejercicio también es muy importante. Es útil en la pérdida de peso y también es bueno para su corazón y sus vasos sanguíneos. Puede aumentar su nivel de actividad al caminar, ir en bicicleta o simplemente subir escaleras en lugar de tomar el ascensor. Si desea iniciar un programa de ejercicios, consulte antes con el equipo médico que le atiende.

Siga los principios de la buena nutrición

Es importante comer una variedad de alimentos cada día. El cuerpo funciona mejor si sigue una dieta equilibrada que incluya las cantidades correctas de vitaminas, minerales, hidratos de carbono, proteínas y grasas. Los hidratos de carbono constituyen la principal fuente de energía. La proteína forma el músculo y el tejido y proporciona algo de energía. La grasa es la forma de almacenar la energía. La mayoría de los alimentos contienen una mezcla de estos. Los hidratos de carbono, que tienen cuatro calorías por gramo de peso, se encuentran en las féculas, pan, fruta, verduras y leche. La proteína también tiene cuatro calorías por gramo de peso y se encuentra en la carne y la leche, aunque también hay pequeñas cantidades en las féculas, el pan y las verduras. Las grasas tienen una cantidad superior de calorías, con nueve calorías por gramo de peso, y se encuentran en la carne, los productos lácteos, los aceites y los frutos secos. Se necesita insulina para usar adecuadamente los hidratos de carbono, las proteínas y las grasas.

Algunos principios de la buena nutricion:

Coma menos grasa. El adulto estadounidense medio come demasiada grasa, lo que puede producirle enfermedades cardiacas y de los vasos sanguíneos. Es preferible comer pescado, aves de corral y otras carnes magras. Vigile las porciones, ya que cuando se trata de carne es fácil comer demasiado. Coma menos alimentos de alto contenido en grasas, como los frutos secos, el bacon, las carnes frías, las salsas, los aderezos de ensaladas y la margarina. Beba leche desnatada o semidesnatada y coma menos helado, mantequilla y queso.

Coma más hidratos de carbono (féculas y panes), especialmente los que tengan un alto contenido en fibra. Los hidratos de carbono son una buena fuente de energía, vitaminas y minerales. La fibra que contienen los alimentos puede ayudar a disminuir los niveles de glucosa y grasa en la sangre. Todas las personas deberían aumentar la cantidad de hidratos de carbono y de fibra que comen. Eso se puede hacer comiendo más granos secos, guisantes y lentejas, más panes de grano entero, cereales y crackers, así como más frutas y verduras. (Los alimentos que tienen un alto contenido en fibra se indicarán más adelante con el signo ¶.)

Coma menos azúcar. Todas las personas deberían comer menos azúcar, y no sólo las diabéticas. El azúcar tiene muchas calorías y nada de vitaminas o minerales y produce caries. Los alimentos con alto contenido en azúcar incluyen los postres (por ejemplo, tarta helada o pastas), los alimentos azucarados preparados para el desayuno, el azúcar de mesa, la miel y el jarabe. Una lata de bebida refrescante tiene hasta nueve cucharaditas de azúcar.

Utilice menos sal. La mayoría de nosotros comemos demasiada sal. El sodio que contiene la sal puede hacer que el cuerpo retenga agua, y eso puede elevar la presión sanguínea en algunas personas. Procure utilizar menos sal al cocinar y en la mesa. Los alimentos con alto contenido de sodio, como los procesados y algunos enlatados, serán indicados más adelante con el símbolo §.

Consuma alcohol con moderación. Es mejor evitar el alcohol por completo, aunque si le gusta tomar una bebida alcohólica de vez en cuando, pregúntele a su especialista en dietética cómo introducirla en su plan de comidas. Si toma insulina, es importante tomar algo de alimento con la bebida.

¿Cómo puedo alcanzar estos objetivos?

Un plan de comidas para la diabetes y las listas de intercambio le ayudarán a alcanzar todos estos objetivos. El primer paso consiste en hablar con su especialista en dietética, que determinará sus necesidades nutricionales diarias y le ayudará a elaborar su propia receta nutricional. Esa receta equilibrará las calorías, los hidratos de carbono, las proteínas y las grasas que coma con sus niveles de actividad y con la insulina que produzca en su cuerpo.

¿Qué es un plan de comidas para la diabetes?

Usted y su especialista en dietética elaborarán un plan específico de comidas. El plan de comidas es una guía que le muestra el número de alternativas alimentarias (intercambios) que puede tomar en cada comida y bocado intermedio. El plan de comidas debe estar diseñado de modo que más de la mitad de su ingesta total de calorías diarias sean de hidratos de carbono, con menos consumo de grasas y de proteínas.

¿Qué son las listas de intercambio?

Los alimentos similares se agrupan en listas. Las seis listas de intercambio que se incluyen a continuación le ayudarán a planificar sus comidas. Todos los alimentos de una lista tienen aproximadamente la misma cantidad de hidratos de carbono, proteínas, grasas y calorías. En las cantidades que se indican todas las alternativas de cada lista son iguales. Cualquier alimento de una lista puede ser por tanto intercambiado o cambiado por cualquier otro alimento de la misma lista.

Las seis listas son: féculas/pan, carnes y sustitutos, verduras, frutas, leche y grasa.

Las listas de intercambio y el plan de comidas le proporcionarán una gran variedad de alimentos entre los que elegir y le ayudarán a controlar la distribución de calorías, hidratos de carbono, proteínas y grasas a lo largo del día, de modo que su ingesta de alimentos y su insulina estén equilibradas. Este equilibrio es lo que le permitirá controlar la glucosa en sangre, manteniéndola en un buen nivel.

¿Son los planes de comida diferentes para distintos tipos de diabetes?

Sí, lo son. Los objetivos del tratamiento son algo diferentes para los dos tipos de diabetes.

DIABETES INSULINO-DEPENDIENTE. El principio nutritivo más importante para las personas con diabetes insulino-dependiente es la constancia. Las comidas deben tomarse aproximadamente a la misma hora del día. Las cantidades y tipos de alimentos que se ingieran en cada comida deberían ser aproximadamente las mismas de un día para otro. Esto es importante, porque la comida que ingiera ha sido planificada para equilibrarse con sus inyecciones de insulina y con su actividad. El plan de comidas y las listas de intercambio le ayudarán a regular sus niveles de glucosa en sangre. Si el plan de comida y la insulina que toman quedaran desequilibrados, se producirían amplias oscilaciones en los niveles de glucosa en sangre y podría sufrir reacciones insulínicas o síntomas propios de los altos niveles de glucosa en sangre.

DIABETES NO INSULINO-DEPENDIENTE. La mayoría de las personas con diabetes no insulino-dependiente tienen exceso de peso. Así pues, el principio nutritivo más importante para las personas con este tipo de diabetes es el control de peso. Puede perder peso ingiriendo menos comida y aumentando el ejercicio. Sigue siendo importante seguir una dieta equilibrada incluso cuando se pierde peso. El especialista en dietética le ayudará a determinar el número de calorías que necesita y establecerá objetivos de peso, dándole consejos que le ayudarán a alcanzar dichos objetivos.

¿Debo cambiar la forma de comer que tengo ahora?

Es posible que tenga que cambiar su forma de comer. Muchas personas preguntan si pueden ingerir los mismos alimentos que el resto de su familia. El plan de comidas de la diabetes no es muy diferente a lo que todo el mundo debería comer. No obstante, es cierto que son muchas las personas que no comen de una forma tan saludable. Y resulta muy duro cambiar de hábitos, especialmente por lo que se refiere a la comida. Sólo debe recordar que es mejor introducir los cambios gradualmente, establecer objetivos a corto plazo y recompensarse cada vez que haya alcanzado un éxito.

Para que su plan de comidas funcione, necesitará comer lo que se le haya indicado. Las raciones que se sirvan son muy importantes para el éxito de su plan de comidas. Si toma demasiada comida, o muy poca, se verán afectados su regulación de la glucosa en sangre y su peso. Para ayudarle a calcular con exactitud las raciones, necesitará medir o pesar los alimentos durante aproximadamente la primera semana y, de nuevo, periódicamente a medida que pasa el tiempo, para comprobar cómo lo está haciendo. En la sección «Consejos de gestión» se indican algunas sugerencias acerca de cómo medir las raciones que se sirva.

Es muy importante que, al principio, acuda a ver con regularidad a su especialista en dietética, ya que es en esta fase cuando aprende a utilizar su plan de comida y sus listas de intercambio. El plan de comida se puede ajustar si no le funcionara del todo bien. La única forma de hacerlo correctamente es ver a su especialista en dietética y solucionar los problemas con él.

Este plan de comida, ¿será siempre correcto para mí?

Es posible que haya que cambiar el plan de comida a medida que transcurre el tiempo. Los cambios en el estilo de vida (como por ejemplo los que afectan al trabajo, la escuela, las vacaciones o los viajes) exigen ajustes en su plan de comida. También puede cambiar su peso, sus hábitos de comida, o su actividad, y cualquiera de esos cambios supone que necesitará hacerse un nuevo plan de comida. A medida que los niños crecen, necesitan más calorías y cuando llegan a la edad adulta, necesitan menos. Compruebe regularmente con el especialista en dietética si hay necesidad o no de revisar su plan de comida, hágale cualquier pregunta que tenga y obtenga información sobre la nueva nutrición. El asesoramiento regular en materia de nutrición le ayudará a efectuar cambios positivos en sus hábitos de comida.

Recuerde que su plan de comida ha sido escrito precisamente para usted. Persigue la intención de ayudarle a alcanzar sus objetivos de nutrición, y tiene en cuenta sus gustos y aversiones. Es flexible y puede ajustarse a sus variadas necesidades. Puede cambiar sus hábitos al comer. Se sentirá mejor y más saludable. Así que buena suerte y buen provecho.

Las listas de intercambio

La razón por la que se dividen los alimentos en seis grupos diferentes es porque éstos varían en cuanto a su contenido de hidratos de carbono, proteínas, grasas y calorías. Cada lista de intercambio contiene alimentos que son similares; cada alimento incluido en una lista contiene aproximadamente la misma cantidad de hidratos de carbono, proteínas, grasas y calorías que las otras alternativas incluidas en la lista.

El siguiente cuadro muestra las cantidades de nutrientes que hay en una ración de cada lista de intercambio. Al leer las listas de intercambio, notará que una alternativa es a menudo una mayor cantidad de alimento que otra alternativa de la misma lista. Como los alimentos son diferentes, cada uno se mide o pesa para que las cantidades de hidratos de carbono, proteínas, grasas y calorías sean las mismas en cada alternativa.

	Hidratos de carbono (gramos)	*Proteínas (gramos)*	*Grasas (gramos)*	*Calorías*
I. Féculas/pan	15	3	vestigios	80
II. Carnes				
Magra	—	7	3	55
Grasa medio	—	7	5	75
Grasa alta	—	7	8	100
III. Verduras	5	2	—	25
IV. Frutas	15	—	—	60
V. Leche				
Desnatada	12	8	vestigios	90
Semidesnatada	12	8	5	120
Entera	12	8	8	120
VI. Grasa	—	—	5	45

Observará la presencia de símbolos en algunos alimentos de los grupos de intercambio. Los alimentos con un elevado contenido en fibra (tres gramos o más por ración normal) tienen incluido el símbolo ¶. Los alimentos con alto contenido en fibra son buenos para usted y es importante comer más de estos alimentos.

Los alimentos con alto contenido en sodio (400 miligramos o más de sodio por ración normal) tienen incluido el símbolo §. Como ya se ha indicado, es una buena idea limitar la ingestión de alimentos con alto contenido de sal, especialmente si tiene la presión arterial elevada.

En el caso de que tenga un alimento favorito que no haya sido incluido en ninguno de los grupos, pregúntele a su especialista en dietética. Probablemente, ese alimento podrá ser incluido también en su plan de comida, al menos de vez en cuando.

1. Lista de féculas/panes

Cada artículo de esta lista contiene aproximadamente quince gramos de hidratos de carbono, tres gramos de proteína, un vestigio de grasa y ochenta calorías. Los productos de grano entero contienen por término medio dos gramos de fibra por ración. Algunos alimentos tienen más fibra que otros. Aquellos que contienen tres o más gramos de fibra por ración aparecen identificados con el símbolo ¶.

Puede elegir sus intercambios de féculas de cualquiera de los incluidos en esta lista. Si desea comer un alimento de féculas que no esté incluido en la lista, la regla general es:

1/2 taza de cereal, grano o pasta = una ración

1 onza de un producto de pan = una ración (la onza equivale aproximadamente a 28 gramos).

Cereales/Granos/Pasta

¶ Cereales Bran, concentrados (como All Bran)	1/3 taza
¶ Cereales Bran, en copos	1/2 taza
Bulgur (cocido)	1/2 taza
Cereales cocidos	1/2 taza
Avena (seca)	2 1/2 cchdta.
Otros cereales, preparados para tomar, no endulzados	3/4 taza
Pasta (cocida)	1/2 taza
Cereal inflado	1 1/2 taza
Arroz, blanco o moreno (cocido)	1/3 taza
Trigo partido	1/2 taza
¶ Germen de trigo	3 cchdta.

Judías/Guisantes/Lentejas

¶ Judías y guisantes (cocidas)	1/3 taza
¶ Lenteja (cocidas)	1/3 taza
¶ Judías al horno	1/4 taza

Féculas

(¶ = 3 gramos o más de fibra por ración)

¶ Maíz	1/2 taza
¶ Panocha de maíz, (15 cm longitud)	1
¶ Lima	1/2 taza
¶ Guisantes verdes (enlatados o congelados)	1/2 taza
Patata al horno	1 (pequeña, 84 g)
Pure de patata	1/2 taza
Ñame, batata dulce	1/3 taza

Pan

Palillos crujientes (10 cm long. y 1 cm grosor)	2 (75 g)
Cuscurros (bajo contenido en grasa)	1 taza
Bollo inglés	1/2
Bollo frankfurter o hamburger	1/2 (28 g)
Rollo sencillo, pequeño	1 (28 g)
Pan de pasas, no congelado	1 rebanada
¶ Centeno, pumpernickel	1 rebanada (28 g)
Tortita (15 cm de diámetro)	1
Pan blanco (incluido, francés, italiano)	1 rebanada (28 g)
Pan de trigo entero	1 rebanada

Crackers/Bocados

Crackers animales	8
Crackers Graham (6 cm^2)	3
Matzoh	20 g
Tostada Melba	5 rebanadas
Crackers Oyster	24
Palomitas (sin grasa añadida)	3 tazas

Pretzels	20 g	Cracker redondo (con mantequilla)	6
De arroz tostado (5 × 8 cm)	4	Patatas fritas (5 × 9 cm)	10 (45 g)
Crackers tipo Saltine	6	Bollo sencillo, pequeño	1
Crackers de trigo entero (sin grasa añadida)	2-4 rebanadas (20 g)	Tortita, 10 cm ancho	2
		Pan relleno (preparado)	1/4 taza
ALIMENTOS PREPARADOS CON GRASA (calcule 1 ración de fécula/pan, más 1 de grasa)		Taco de 15 cm ancho	2
		Waffle, 12 cm^2	1
Biscuit (6 cm ancho)	1	Crackers de trigo entero, con grasa añadida	(28 g)
Tallarines Chow mein	1/2 taza		
Pan de maíz (cubo 5 cm)	1 (55 g)		

2. Lista de carnes

Cada ración de carne y sustitutos de esta lista contiene unos siete gramos de proteína. La cantidad de grasa y el número de calorías varían, dependiendo de la clase de carne o de sustitutos que se elijan. La lista está dividida en tres partes, basada en la cantidad de grasas y calorías: carnes magras, carnes de grasa media y carne de grasa alta. Una onza de cada una de ellas (un intercambio de carne, equivalente a 28 gramos) incluye las siguientes cantidades de nutrientes:

	Hidratos de carbono (gramos)	*Proteínas (gramos)*	*Grasas (gramos)*	*Calorías*
Magra	0	7	3	55
Grasa media	0	7	5	75
Grasa alta	0	7	8	100

Se le anima a introducir en su plan de comida más grasa magra y de grasa media, carne de ave de corral y pescado. Eso le ayudará a disminuir su ingestión de grasa, lo que contribuirá a su vez a disminuir el riesgo de una enfermedad cardiaca. Los productos incluidos en el grupo de grasas altas tienen un elevado contenido de grasa saturada, de colesterol y de calorías. Debería limitar sus alternativas del grupo de las grasas altas a tres veces por semana. La carne y los sustitutos no contribuyen con ninguna fibra a su plan de comida. Las carnes y los sustitutos de la carne que tienen 400 miligramos o más de sodio por intercambio, aparecen indicados con el símbolo §.

Consejos:

1. Hornee, ase o hierva estos alimentos en lugar de freírlos con grasa añadida.
2. Utilice un producto para freír sin aceite y una sartén de las que no se pegan para dorar o freír estos alimentos.
3. Recorte la grasa visible antes y después de cocinar.
4. Al preparar estos alimentos no les añada harina, pan rallado, mezclas para impregnar o grasa.
5. Pese la grasa después de quitarle los huesos y la grasa y de nuevo después de cocinar. Ochenta y cinco gramos de carne cocinada equivalen aproximadamente a 110 gramos de carne cruda. Algunos ejemplos de raciones de carne son:
   55 g de carne (2 intercambios de carne) = 1 pequeña pata o muslo de pollo, 1/2 taza de queso fresco o atún.
   85 g de carne (3 intercambios de carne) = 1 chuleta mediana de cerdo, 1 pequeña hamburguesa, 1/2 pechuga de un pollo entero, 1 filete de pescado sin empanar, carne cocinada del tamaño de un mazo de cartas.
6. Habitualmente, los restaurantes sirven los primeros cortes de la carne, con alto contenido en grasas y calorías.

CARNES MAGRAS Y SUSTITUTOS

Un intercambio equivale a cualquiera de los productos siguientes:

Vaca   de primera calidad, solomillo, flanco
            filete y chuletón §   28 g

Cerdo	Cerdo magro, como jamón fresco, enlatado, curado o hervido §, bacon canadiense §, filete	28 g
Ternera	Todos los trozos son magros, excepto las costillas	28 g
Aves	Pollo, pavo, codorniz (sin piel)	28 g
Pescado	Toda clase de pescado fresco y congelado	28 g
	Cangrejo, langosta, vieiras, camarones, almejas (frescas o enlatadas en agua §)	55 g
	Ostras	6 medias
	Atún § (enlatado en agua)	1/4 taza
	Arenque (sin crema o ahumado)	28 g
Caza	Venado, conejo, ardilla, faisán, pato (sin piel)	28 g
Queso	Cualquier queso fresco	1/4 taza
	Parmesano gratinado	2 cchdta.
	Queso dietético § (con menos de 55 calorías por cada 28 g)	28 g
Otros	Embutidos sin grasa en un 95%	28 g
	Claras de huevo	3
	Sustitutos del huevo (con menos de 55 calorías por cada 1/4 taza)	1/4 taza

GRASA MEDIA Y SUSTITUTOS DE LA CARNE

Vaca	En esta categoría se incluyen la mayoría de las carnes obtenidas de la vaca	28 g
Cerdo	En esta categoría se incluyen la mayoría de las carnes obtenidas del cerdo	28 g
Cordero	En esta categoría se incluyen la mayoría de las carnes obtenidas del cordero	28 g
Ternera	Costillas	28 g
Aves	Pollo (con piel), pato doméstico o silvestre (bien eliminada la grasa), pavo	28 g
Pescado	Atún § (enlatado en aceite y eliminado éste)	1/4 taza

Queso	Quesos desnatados o semidesnatados, como:	
	Ricotta	1/4 taza
	Mozzarella	28 h
	Quesos dietéticos § (con 56-80 calorías por cada 28 g)	28 g
Otros	Embutidos sin grasa en un 86% §	28 g
	Huevo (elevado colesterol, limitar a 3 semanales)	1
	Sustitutos del huevo (con 56-80 calorías por 1/4 taza)	1/4 taza
	Tofu (6 × 8 cm y 2,5 cm de espesor)	110 g
	Hígado, corazón, riñones, lechecillas (alto contenido en colesterol)	28 g

CARNE DE ALTO CONTENIDO EN GRASAS Y SUSTITUTOS

Recuerde que estos productos contienen una elevada cantidad de grasa saturada, colesterol y calorías, y sólo deberían comerse tres veces a la semana. Un intercambio es equivalente a cualquiera de los siguientes productos:

Vaca	La mayoría de los cortes, como costillas, carne de vaca acecinada §	28 g
Cerdo	Costillas con poca carne, salchichas §	28 g
Cordero	Empanadas	28 g
Pescado	Cualquier producto de pescado	28 g
Queso	Todo tipo de quesos normales §, como suizo, cheddar, etc.	28 g
Otros	Embutidos §	28 g
	Salchicha §	28 g
	Salchicha Knock ahumada	28 g
	Bratwurts §	28 g
	Frankfurter § (pavo o pollo) (10/500 g)	1
	Mantequilla de cacahuete (contiene grasa insaturada)	1 cchdta.

CALCULE COMO UNA CARNE DE ALTO CONTENIDO EN GRASA
MÁS UN INTERCAMBIO DE GRASA

Frankfurter § (vaca, cerdo
o combinación) (10/500 g)   1
§ (400 g o más de sodio por intercambio)

3. *Lista de verduras*

Cada ración de verduras de esta lista contiene unos cinco gramos de hidratos de carbono, dos gramos de proteína y veinticinco calorías. Las verduras contienen de dos a tres gramos de fibra dietética. Las verduras que contienen 400 mg de sodio por ración se identifican con el símbolo §.

Las verduras son una buena fuente de vitaminas y minerales. Las verduras frescas y congeladas tienen más vitaminas y menos sal añadida. Enjuagar las verduras enlatadas eliminará buena parte de la sal.

A menos que se indique lo contrario, el tamaño de las raciones de las verduras (un intercambio de verduras) es:

1/2 taza de verduras cocinadas o de zumo de verduras	Nabo
	Puerros
	Setas cocidas
1 taza de verduras crudas	Okra
Alcachofa (tamaño medio)	Cebollas
Espárrago	Vainas de guisantes
Judías (verdes)	Pimiento verde
Brotes de judías	Rutabaga
Remolacha	Col fermentada §
Brócoli	Espinacas cocidas
Coles de bruselas	Tomate (uno grande)
Col cocida	Zumo de tomate/verdura §
Zanahorias	Castañas de agua
Coliflor	Zucchini cocidos
Berenjena	

Las verduras con alto contenido en féculas, como el maíz, los guisantes y las patatas, se encuentran en la lista de Féculas/Pan

Para verduras «libres», es decir, con menos de diez calorías por ración, véase la lista de Verduras Libres

§ 400 mg o más de sodio por ración.

4. *Lista de frutas*

Cada producto contiene unos quince gramos de hidratos de carbono y sesenta calorías. Las frutas frescas, congeladas y secas tienen aproximadamente dos gramos de fibra por ración. Las frutas que tienen tres o más gramos de fibra por ración tienen el símbolo ¶. Los zumos de fruta contienen muy poca fibra dietética.

El contenido de hidratos de carbono y de calorías de una ración de fruta se basa en la ración habitual de la mayoría de las frutas. Utilice frutas frescas, congeladas o enlatadas sin azúcar añadida. La fruta entera llena más que el zumo de fruta y puede ser una mejor elección para quienes intentan perder peso. A menos que se indique lo contrario, el tamaño de la ración para una fruta es:

 1/2 taza de fruta fresca o zumo de fruta
 1/4 taza de fruta seca

FRUTA FRESCA, CONGELADA O ENLATADA NO ENDULZADA

Manzanas
 (crudas, de 5 cm
 de diámetro)   1
Salsa de manzana
 (no endulzada)   1/2 taza
Albaricoques
 (enlatados)
 (4 mitades)   1/2 taza
Plátano
 (23 cm longitud)   1/2
Moras (crudas)   3/4 taza
¶ Arándanos (crudos)
 3/4 taza

Cantalupo
 (13 cm diámetro) 1/3
 (en cubos)   1 taza
Cerezas
 (grandes, crudas) 12 enteras
Cerezas (enlatadas) 1/2 taza
Higos (crudos,
 5 cm diámetro)   2
Cóctel de frutas
 (enlatado)   1/2 taza
Pomelo
 (tamaño medio)   1/2
Pomelo (segmentos)
 3/4 taza
Uvas (pequeñas)   15

Melón (medio (en cubos)	1/8 1 taza	Mandarina (7 cm diámetro)	2
Kiwi (grande)	1 kiwi	Sandía (cubos)	1 1/4 tazas
Mandarinas	3/4 taza		
Mango (pequeño)	1/2	FRUTOS SECOS	
Nectarinas (7 cm diámetro)	1	¶ Manzanas	4 anillos
		¶ Albaricoques	7 orejones
Naranja (7 cm diámetro)	1	Dátiles (medios)	2 1/2
		¶ Higos	1 1/2
Papaya	1 taza	¶ Prunas (medias)	3
Melocotón (8 cm diámetro)	1 (o 3/4 taza)	Uvas	2 cchdta.
Melocotón (enlatado) (2 mitades)	1 taza	ZUMO DE FRUTA	
		Manzana/sidra	1/2 taza
		Arándanos agrios	1/3 taza
Piña (cruda)	3/4 taza	Pomelo	1/2 taza
Piña (enlatada)	3/4 taza	Uva	1/3 taza
Ciruela (cruda, 5 cm diámetro)	2	Naranja	1/2 taza
		Piña	1/2 taza
		Ciruela	1/3 taza
¶ Granada	1/2	¶ 3 o más gramos de fibra por ración	
¶ Frambuesas (crudas)	1 taza		
¶ Fresas (crudas, enteras) 1 1/4 tazas			

5. Lista de productos lácteos

Cada ración de leche o productos lácteos de esta lista contiene unos doce gramos de hidratos de carbono y ocho gramos de proteína. La cantidad de grasa de la leche se mide en tanto por ciento de grasa de mantequilla. Las calorías varían, dependiendo de la clase de leche elegida. La lista se divide en tres partes, basada en la cantidad de grasas y calorías: desnatada (muy bajo contenido de grasa), semidesnatada y leche entera. Una ración (un intercambio de leche) de cada una de ellas incluye:

	Hidratos de carbono (gramos)	Proteínas (gramos)	Grasas (gramos)	Calorías
Desnatada	12	8	vestigios	90
Semidesnatada	12	8	5	140
Entera	12	8	8	160

La leche es la principal fuente del cuerpo humano para la obtención de calcio, el mineral que se necesita para el crecimiento y la reparación de los huesos. El yoghurt también es una buena fuente de calcio. El yogurt y muchos productos lácteos secos o en polvo tienen diferentes cantidades de grasa. Si tiene dudas acerca de cualquier producto en particular, lea la etiqueta para averiguar el contenido de grasas y calorías.

La leche se puede beber o añadir al cereal u otros alimentos. Muchos platos sabrosos, como el pudding sin azúcar, se hacen con leche (véase la lista de Alimentos combinados). Déle vida al yogurt simple añadiéndole una de sus raciones de fruta.

LECHE DESNATADA

Leche desnatada	1 taza
1/2% leche	1 taza
1% leche	1 taza
Leche de manteca baja en grasa	1 taza
Leche desnatada evaporada	1/2 taza
Leche en polvo sin grasa	1/3 taza
Yogurt sencillo sin grasa	225 g

LECHE SEMIDESNATADA

2% leche	1 taza
Yogurt sencillo semidesnatado (con sólidos lácteos sin grasa)	225 g

LECHE ENTERA

Todo el grupo de la leche entera tiene más grasa por ración que los grupos de la desnatada y la semidesnatada. La leche entera tiene más de un 3 1/4% de grasa de manteca. Procure limitar todo lo posible sus alternativas del grupo de la leche entera.

Leche entera	1 taza
Leche entera evaporada	1/2 taza
Yogurt sencillo de leche entera	225 g

6. *Lista de grasas*

Cada ración de la lista de grasas contiene unos cinco gramos de grasa y cuarenta y cinco calorías.

Los alimentos de la lista de grasas contienen en su mayoría grasas, aunque algunos productos también pueden contener una pequeña cantidad de proteína. Todas las grasas tienen un alto contenido de calorías y deberían medirse con mucho cuidado. Todos deberían modificar la ingestión de grasas, comiendo grasas insaturadas en lugar de grasas saturadas. El contenido de sodio de estos alimentos varía mucho. Compruebe la etiqueta para averiguar la información sobre el sodio.

GRASAS INSATURADAS
Aguacate	1/8 medio
Margarina	1 cchdta.
* Margarina dietética	1 cchdta.
Mayonesa	1 cchdta.
* Mayonesa (calorías reducidas)	1 cchdta.
Frutos secos y semillas:	
Almendras, secas y tostadas	6
Anacardos, secos y tostados	1 cchdta.
Pacanas	2
Cacahuetes (pequeños)	20
(grandes)	10
Nueces	2 enteras
Otros frutos secos	1 cchdta.
Semillas (excepto calabaza, piñones, pipas (sin cáscaras)	1 cchdta.
Semillas de calabaza	2 cchdta.
Aceite (Maíz, semilla de algodón, cártamo, soja, girasol, oliva, cacahuete)	1 cchdta.
* Olivas (pequeñas)	10
(grandes)	5
Aliño de ensalada, tipo mayonesa, regular	2 cchdta.
Aliño de ensalada, tipo mayonesa, de calorías reducidas	1 cchdta.
Aliño de ensalada, todas las variedades, regular	1 cchdta.
§ Aliño de ensalada, calorías reducidas (2 cucharaditas de aliño bajo en calorías es un alimento libre)	2 cchdta.

GRASAS SATURADAS
Mantequilla   1 cchdta.
* Bacon   1 rebanada
Menudillos
  de cerdo   14 g
Coco rallado   2 cchdta.
Blanqueador líquido
  de café   2 cchdta.
Blanqueador de
  café en polvo   4 cchdta.

Crema (ligera,
  café, mesa)   2 cchdta.
Crema agria   2 cchdta.
Crema (batida)   1 cchdta.
Crema de queso   1 cchdta.
* Sal de cerdo   7 g
* 400 mg o más
  de sodio si se
  toman dos o
  más raciones.

Alimentos libres

Un alimento libre es cualquier alimento o bebida que contenga menos de veinte calorías por ración. Puede comer cuanto quiera de los productos si no se especifica el tamaño de la ración. Puede comer dos o tres raciones al día de aquellos productos que tienen un tamaño específico de la ración. Procure, sin embargo, distribuirlos a lo largo del día.

BEBIDAS
Sopa sin grasa
Sopa con poco sodio
Bebidas
  carbonatadas sin
  azúcar
Agua carbonatada
Soda club
Polvo de coco sin
  endulzar (1
  cchdta.)
Café/té
Bebidas mixtas sin
  azúcar
Agua tónica sin
  azúcar

FRUTAS
Arándanos agrios sin
  endulzar (1/2 taza)
Ruibarbo sin
  endulzar (1/2 taza)

VERDURAS
(crudas, 1 taza)
Berza
Apio
Col china ¶
Pepino
Cebolla verde
Pimientos picantes
Champiñones
Rábanos
Zucchini ¶

ENSALADA VERDE
Endivias, Escarola,
Lechuga, Espinacas

DULCES
Caramelo, duro,
  sin azúcar
Gelatina sin azúcar
Chicle sin azúcar
Mermelada/jalea sin
  azúcar (2 cchdta.)
Jarabe sin azúcar
  (1-2 cchdta.)
Sustitutos del azúcar
  (sacarina,
  aspartame)
Batidos (2 cchdta.)

CONDIMENTOS
Catsup (1 cchdta.)
Mostaza

Escabeches §
Aliño de ensalada de bajas calorías (2 cchdta.)

Salsa Taco (1 cchdta.)
Vinagre

CONDIMENTOS

Los condimentos pueden ser muy útiles para mejorar el sabor de los alimentos. Lleve cuidado con el sodio que utilice. Lea las etiquetas de los productos para elegir condimentos que no contengan sodio o sal.

Albahaca (fresca)
Semillas de apio
Canela
Polvos chili
Cebollinos
Curry
Extractos sazonadores (vainilla, almendra, nuez, menta, mantequilla, limón, etc.)

Ajo
Ajo en polvo
Hierbas
Salsa de pimienta picante
Limón
Zumo de limón
Pimienta de limón
Lima
Zumo de lima
Menta

Polvo de cebolla
Orégano
Paprika
Pimienta
Pimiento
Especies
Salsa de soja §
Salsa de soja con poco sodio
Vino, usado en el cocido (1/4 taza)
Salsa Worcestershire

Alimentos combinados

Buena parte de los alimentos que comemos los ingerimos mezclados en diversas combinaciones. Estos alimentos combinados no encajan en una sola lista de intercambio. Puede ser bastante difícil saber valorar un cocido o un producto horneado. A continuación se incluye una lista de valores medios para algunas típicas combinaciones de alimentos que le ayudarán a encajar estos alimentos en su plan de comida. Pídale información a su especialista en dietética acerca de cualquier otro alimento o combinación de alimentos que le guste comer. Para más información consulte libros de cocina en su biblioteca local.

Alimento	Cantidad	Intercambios
Cocido, hecho en casa	1 taza (225 g)	2 carnes de grasa media, 2 féculas, 1 grasa
Pizza de queso §, costra delgada	1 ración de 110 g	1 carne de grasa media, 2 féculas, 1 grasa
Judías con chili ¶, § (comercial)	1 taza (225 g)	2 carnes de grasa media, 2 féculas, 2 grasas
Chow mein ¶, § (sin tallarines o arroz)	2 tazas (450 g)	2 carnes magras, 1 fécula, 2 verduras
Macarrones y queso §	1 taza (225 g)	1 carne de grasa media, 2 féculas, 2 grasas

Sopa

Judías ¶, §	1 taza (225 g)	1 carne magra, 1 fécula, 1 verdura
Ropavieja (todas las variedades)	lata 300 g	1 carne de grasa media, 1 fécula, 1 verdura
Crema § (hecha con agua)	1 taza (225 g)	1 fécula, 1 grasa
Verduras § o caldo §	1 taza (225 g)	1 fécula
Espaguetis y albóndigas § (enlatados)	1 taza (225 g)	1 carne de grasa media, 2 fécula, 1 grasa
Pudding sin azúcar (hecho con leche desnatada)	1/2 taza	1 fécula

Si se usan judías como sustituto de la carne:

Judías secas ¶, guisantes ¶, lentejas	1 taza (cocida)	1 carne magra, 2 féculas

Alimentos de uso ocasional

En su plan de comida se pueden incluir y consumir cantidades moderadas de algunos alimentos, a pesar incluso de su contenido de azúcar o grasa, siempre y cuando mantenga usted el control de su glucosa en sangre. La siguiente lista incluye valores de intercambio medios para algunos de esos alimentos. Puesto que son fuentes concentradas de hidratos de carbono, observará que el tamaño de las raciones es muy pequeño. Consulte con su especialista en dietética para que le indique con qué frecuencia y cuándo debe comerlos.

Alimento	*Cantidad*	*Intercambios*
Pastel de cabello de ángel	1/12 trozo	2 féculas
Pastel, sin helado	1/12 trozo (18 cm^3)	2 féculas, 2 grasas
Pastas	2 pequeñas (4 cm diámetro)	2 féculas, 1 grasa
Yogurt congelado con fruta	1/3 taza	1 fécula
Licor de jengibre	3	1 fécula
Granola	1/4 taza	1 fécula, 1 grasa
Barras de Granola	1 pequeña	1 fécula, 1 grasa
Helado de cualquier sabor	1/2 taza	1 fécula, 2 grasas
Leche helada de cualquier sabor	1/2 taza	1 fécula, 1 grasa
Sorbete de cualquier sabor	1/4 taza	1 fécula
* Patatas fritas de todas las variedades	28 g	1 fécula, 2 grasas
Barquillos de vainilla	6 pequeños	1 fécula, 1 grasa

* Si se come más de una ración, estos alimentos tienen 400 mg o más de sodio

Consejos de control

He aquí algunos consejos que pueden ayudarle a cambiar su forma de comer.

INTRODUZCA LOS CAMBIOS GRADUALMENTE. No intente hacerlo todo a la vez. Es posible que entonces tarde más en alcanzar sus objetivos, pero los cambios que introduzca serán permanentes.

ESTABLEZCA OBJETIVOS REALISTAS A CORTO PLAZO. Si lo que persigue es reducir peso, procure perder un kilo cada dos semanas, mejor que diez kilos en una semana. Camine al principio dos manzanas, no dos kilómetros. El éxito le resultará más fácil y se sentirá mucho mejor.

GRATIFÍQUESE A SÍ MISMO. Cada vez que alcance un objetivo a corto plazo, haga algo especial usted: vaya a ver una película, cómprese una camisa nueva, lea un libro, visite a un amigo.

MIDA LOS ALIMENTOS. Es importante comer la cantidad correcta de alimentos respetando las raciones. Necesitará aprender a calcular la cantidad de alimento que está sirviendo. Eso puede hacerlo midiendo todos los alimentos que come durante aproximadamente una semana. Mida los líquidos con una taza. Algunos alimentos sólidos (como el atún, el queso fresco y los frutos enlatados) también se pueden medir con una taza. Las cucharillas de medición se utilizan para medir cantidades menores de otros alimentos (como el aceite, el aliño de la ensalada y la mantequilla de cacahuete). Una balanza le será muy útil para medir casi todo, especialmente cuando se trate de carne, aves y pescado. Todos los alimentos deberían ser medidos o pesados después de cocinados.

Algunos alimentos que compra sin cocinar pesarán menos después de haberlos preparados. Eso es cierto para la mayoría de las carnes. Las féculas se hinchan a menudo durante el proceso de cocción, de modo que una pequeña cantidad de fécula no cocida se convertirá en una cantidad más grandes de comida cocinada. El siguiente cuadro muestra algunos de los cambios:

Grupo de los almidones	*No cocinado*	*Cocinado*
Harina de avena	3 cchdtas. a nivel	1/2 taza
Crema de trigo	2 cchdtas. a nivel	1/2 taza
Grits	3 cchdtas. a nivel	1/2 taza
Arroz	2 cchdtas. a nivel	1/2 taza
Espaguetis	1/4 taza	1/2 taza
Tallarines	1/3 taza	1/2 taza
Macarrones	1/4 taza	1/2 taza
Judías secas	3 cchdtas.	1/3 taza
Guisantes secos	3 cchdtas.	1/3 taza
Lentejas	2 cchdtas.	1/2 taza
Grupo de carnes		
Hamburguesa	110 g	85 g
Pollo	1 trozo pequeño	28 g
	1/2 pechuga de un pollo entero	85 g

LEA LAS ETIQUETAS DE LOS ALIMENTOS. Recuerde que dietético no significa diabético. Cuando vea la palabra «dietético» en la etiqueta de un alimento, significa que algo ha sido cambiado o sustituido. Puede tener menos sal, menos grasa o menos azúcar. Pero no significa que el alimento en cuestión no tenga nada de azúcar o que no contenga calorías. Algunos alimentos dietéticos pueden ser útiles en algún momento. Aquellos que contienen veinte calorías o menos por ración se pueden comer incluso hasta tres veces al día, como alimentos libres.

CONOZCA SUS ENDULZADORES. Hay dos tipos de endulzadores en el mercado: los que contienen calorías y los que no tienen calorías. Los endulzadores con calorías (como fructosa, sorbitol y manitol) pueden provocar calambres y diarrea si se utilizan en grandes cantidades. Recuerde que estos endulzadores tienen calorías, lo que puede acumularse. Los endulzadores sin calorías son la sacarina y el aspartamo (Equal, Nutrasweet) y pueden ser utilizados con moderación.

Si tiene usted diabetes insulino-dependiente

PLANIFIQUE PARA LOS DÍAS DE ENFERMEDAD. Intente prevenir mucho antes de ponerse enfermo con un resfriado o una gripe. Pídale a su médico, especialista en dietética o enfermera que le prepare un plan especial para los días de enfermedad. Cuando esté enfermo, es importante hacer lo siguiente:

- Tomar su dosis habitual de insulina.
- Comprobar con regularidad su nivel de glucosa en sangre y ver si aparecen cetonas en la orina.
- Si no puede tragar la comida regular, intente beber a menudo pequeñas cantidades de refrescos: té endulzado, gelatina endulzada, zumos de fruta o sorbetes. (Llame inmediatamente al médico si no pudiera tragar ningún tipo de comida.)
- Beba muchos líquidos.

ESTÉ PREPARADO PARA LAS REACCIONES INSULÍNICAS. Si tiene síntomas de un bajo nivel de glucosa en sangre, compruebe la sangre para descubrir cuál es su nivel de glucosa en sangre. Asegúrese de llevar siempre consigo algo con lo que tratar una situación de bajo nivel de glucosa en sangre (como por ejemplo, pastillas de glucosa o caramelos).

PLANIFIQUE HACER EJERCICIOS. Es posible que, cuando inicie su programa de ejercicios, tenga que efectuar algunos cambios en su plan de comida o en su dosis de insulina. Asegúrese de llevar consigo alguna forma de hidratos de carbono para tratar una situación de baja glucosa en sangre (como por ejemplo frutos secos o pastillas de glucosa). Encontrará información adicional sobre estos temas consultando con su médico o especialista en dietética.

Apéndice C
Glosario

Alcohol. Ingrediente que forma parte de una variedad de bebidas, incluida la cerveza, el vino, los licores y las bebidas mezcladas. El alcohol puro produce site calorías por gramo, de los que el cuerpo dispone de más del 75 por ciento.

Azúcar. Uno de los dos grandes tipos de hidratos de carbono. Los alimentos que se componen principalmente de azúcares simples son los que se encuentran en las listas de intercambio de la leche, las verduras y las frutas. Otros azúcares simples incluyen azúcar de mesa común y los alcoholes del azúcar (sorbitol, manitol, etc.).

Caloría. Una unidad utilizada para expresar el valor energético de los alimentos. Las calorías proceden de los hidratos de carbono, las proteínas, las grasas y el alcohol.

Cetoacidosis. Un aumento de las cetonas en la sangre, lo que provoca un aumento del equilibrio ácido del cuerpo. Es una situación de emergencia que puede tener como resultado el coma y la muerte si no se trata.

Cetona. Un ácido que se forma en el cuerpo cuando se queman las grasas para obtener energía.

Colesterol. Es una sustancia similar a la grasa, que se encuentra normalmente en la sangre. Se ha demostrado que un nivel elevado de colesterol en la sangre es un gran factor de riesgo para desarrollar una enfermedad cardiaca. El colesterol de la dieta se encuentra en todos los productos animales, pero es especialmente elevado en la yema de huevo y en las carnes orgánicas. Comer alimentos con alto contenido de colesterol en la dieta y grasas saturadas tiende a elevar el nivel de colesterol en la sangre. Los alimentos de origen vegetal, como las frutas, verduras, granos y legumbres, no contienen colesterol. El colesterol se encuentra en alimentos de las listas de intercambio de la leche, la carne y la grasa.

Dietista. Especialista homologado, reconocido por la profesión médica como el principal responsable de ofrecer cuidados relacionados con la nutrición, su educación y consulta. Al consultar con un especialista en dietética, procure que sea titulado.

Fécula. Uno de los dos grandes tipos de hidratos de carbono. Los alimentos que contienen principalmente fécula se encuentran en la lista de intercambio de las féculas/pan.

Fibra. Es una parte indigerible de ciertos alimentos. La fibra es importante en la dieta como volumen de alimento poco digerible que ayuda a la evacuación. La fibra se encuentra en los alimentos pertenecientes a las listas de intercambio de las féculas/pan, las verduras y las frutas.

Fibra insoluble. Se encuentra en alimentos como el salvado de trigo y otros granos enteros; tiene una pobre capacidad para retener el agua. Parece acelerar el paso de los alimentos por el estómago y los intestinos, y aumenta el volumen fecal. Probablemente, este tipo de fibra no afecta a la respuesta glucémica o a la arteriosclerosis.

Fibra soluble. Tiene una elevada capacidad para retener agua y se convierte en gel durante la digestión, lo que hace más lenta la digestión y la velocidad de absorción desde el estómago y el intestino. Este tipo de fibra se encuentra en el salvado de avena, en las pectinas (en frutas y verduras) y en diversas «gomas» que se encuentran en nueces, semillas y legumbres, como las judías, las lentejas y los guisantes. Este tipo de fibra puede jugar un papel importante en la suavización de la respuesta glucémica de los alimentos, así como en la reducción de la probabilidad de padecer arteriosclerosis.

Grasa. Es una de las tres fuentes de energía existentes en los alimentos. Es una fuente concentrada de calorías, con aproximadamente nueve calorías por gramo. La grasa se encuentra en alimentos de las listas de intercambio de la grasa y la carne. Algunas clases de leche también tienen grasa, así como algunos alimentos de la lista de las féculas/panes.

Grasa insaturada. Este tipo de grasa (y en particular la monoinsaturada) tiende a disminuir los niveles de colesterol en sangre. La grasa polinsaturada ni eleva ni disminuye el colesterol en sangre. La grasa insaturada procede de las plantas y es habitualmente líquida a temperatura ambiente. Ejemplos de grasas monoinsaturadas son los aceites de oliva, y aguacate, mientras que ejemplos de grasas polinsaturadas son los aceites de maíz, semilla de algodón, girasol, cártamo y soja.

Grasa saturada. Esta grasa tiende a elevar los niveles de colesterol en sangre. Procede principalmente de los animales y a menudo se endurece a temperatura ambiente. Ejemplos de grasas saturadas son: mantequilla, manteca, carne grasa, aceite de palma y aceite de coco.

Hemoglobina glucosilada. Un análisis que aporta información sobre los niveles de glucosa en sangre durante los precedentes uno o dos meses. Cuando la glucosa en sangre es superior a lo normal, la glucosa cambia la hemoglobina de los hematíes. Estas células viven unos 100 días y se pueden medir.

Hidratos de carbono. Una de las tres grandes fuentes de energía existente en los alimentos. Los hidratos de carbono más comunes son el azúcar y la féculas. Los hidratos de carbono producen aproximadamente cuatro calorías por gramo. Se encuentran en alimentos de las listas de intercambio de la leche, las verduras, las frutas y la féculas/panes.

IDDM: Diabetes mellitus insulino-dependiente. Las personas con IDDM muestran tendencia a la cetosis y desarrollarán cetoacidosis si no toman insulina con regularidad.

Insulina. Una hormona fabricada por el cuerpo que ayuda a éste a utilizar la comida. También es un preparado comercial inyectable, que utilizan las personas que no producen suficientes cantidades de su propia insulina.

Intercambio. Alimentos agrupados juntos en una lista, de acuerdo con sus similitudes en cuanto a los valores de los alimentos que componen la lista. Las cantidades medidas de alimentos que forman parte del grupo pueden utilizarse como alternativas en la planificación de las comidas. Todos los productos de intercambio de un mismo grupo contienen aproximadamente cantidades equivalentes de hidratos de carbono, proteínas, grasas y calorías, siempre que se coman en las cantidades indicadas en la lista.

Mineral. Sustancia esencial que se encuentra en pequeñas cantidades en el cuerpo para formar y reparar el tejido histiológico y/o controlar las funciones del cuerpo. Entre los ejemplos se incluyen: calcio, hierro, magnesio, fósforo, potasio, sodio y zinc.

NIDDM. Diabetes mellitus no insulino-dependiente. Las personas con NIDDM pueden necesitar o no tomar insulina para controlar mejor sus niveles de glucosa en sangre; no obstante, no muestran tendencia a la cetosis.

Nutrición. Combinación de procesos mediante los que el cuerpo recibe y utiliza los materiales necesarios para el mantenimiento de las funciones, para la energía y el crecimiento y renovación de sus partes.

Nutriente. Sustancia existente en el alimento y necesaria para la vida. Los hidratos de carbono, las proteínas, las grasas, minerales, vitaminas y el agua son nutrientes.

Onza. Una medida de peso empleada en Estados Unidos. Una onza equivale aproximadamente a 28 gramos.

Plan de comida. Una guía que muestra el número de intercambios alimentarios que se pueden utilizar en cada comida y bocado que se tome, para controlar la distribución de hidratos de carbono, proteínas, grasas y calorías a lo largo del día.

Proteína. Uno de los tres grandes nutrientes de los alimentos. La proteína proporciona unas cuatro calorías por gramo. Se encuentra en los alimentos de las listas de intercambio de la leche y la carne. Pequeñas cantidades de proteína se encuentran en las listas de alimentos de las verduras y las féculas/pan.

Sodio. Un mineral que necesita el cuerpo para mantener la vida, y que se encuentra principalmente como un componente de la sal. Muchos individuos necesitan reducir la cantidad de socio (y sal) que ingieren, para ayudar al control de la presión sanguínea elevada.

Triglicéridos. Una grasa que fabrica el cuerpo a partir de los alimentos y que se encuentra normalmente presente en la sangre. El exceso de peso o el consumo de cantidades excesivas de grasa, alcohol y azúcar puede aumentar los triglicéridos en la sangre hasta un nivel inaceptablemente elevado.

Vitaminas. Sustancias que se encuentran en la comida y que se necesitan en pequeñas cantidades para ayudar a efectuar los procesos y funciones del cuerpo. Entre ellas se incluyen: A, D, E, el complejo B, C y K.

Apéndice E
Guía de restaurantes

Elección de alimentos

Productos	Puntos de caloría≠
ARBY's	
Salsa Arby's, 28 g	1/2
Arby's Sub (sin aliño)	6 1/2
Cheddar Deluxe y Bac	7 1/2
Cheddar y carne	6 1/2
Bocadillo pechuga pollo	8
Bocadillo Club pollo	8 1/2
Croissant pollo ensalada	6
Salsa francesa	5
Patatas fritas (70 g)	4
Queso y jamón	6 1/2
Salsa Horsey, 28 g	1/2
Patatas	
brócoli y queso	7 1/2
Deluxe	9
setas y queso	7
taco	8 1/2
Pastel de patatas, 2	2 1/2
Roast Beef	
Deluxe	6 1/2
Junior	3
Regular	4 1/2
Super	8 1/2
Pollo asado	3 1/2
Batido	
*Chocolate, pequeño	5
Jamocha, pequeño	5 1/2
Vainilla, pequeño	4 1/2
Desayuno	
Croissant	
mantequilla Arby's	3
huevos con bacon	5 1/2
jamón y queso	4 1/2
setas y queso	4 1/2
salchicha y huevo	7
BRAUM's	
Hamburguesa	6
Hamburguesa de queso	5
Bocadillo filete	8 1/2

* Contiene demasiado azúcar.
≠ 75 calorías = 1 punto.

Productos	Puntos de caloría*
Patatas fritas, grande o pequeño	2 1/2
*Cono de helado, una ración	2 1/2

BURGER KING

Hamburguesa de queso doble con bacon	8
Hamburguesa de queso	5
doble	7
Patatas fritas, regular	3
Hamburguesa	4
doble	5 1/2
Anillos de cebolla, regular	3 1/2
Bocadillo especial de pollo	9 1/2
Bocadillo especial de jamón y queso	7 1/2
Bocadillo Ballenero	7 1/2
Bocadillo Ballenero con queso	8
Whopper Jr.	5
Whopper Jr. con queso	5 1/2
Whopper	9
doble	12
Whopper con queso	10
doble	13

Desayuno

Croissanwich	
sencillo	3
con huevo	4 1/2
con queso	4 1/2
con huevo y queso	6
y salchicha	8 1/2
y bacon	7

Productos	Puntos de caloría*

CHURCH'S FRIED CHICKEN

1 Trozo de pollo	4
2 grandes trozos con rollo	9
3 grandes trozos con rollo	13
Rollo	1
Patatas fritas	3 1/2
Mazorca de maíz	2
Okra frita	3
Ensalada de col	1

DAIRY QUEEN

Hamburguesa de queso	5 1/2
doble	9
triple	11
Bocadillo de queso	9
*Cono de helado, pequeño	2
*Cono de helado, regular	3
*Cono de helado, grande	4 1/2
Dilly Bar	3
Bocadillo de pescado con queso	6
Patatas fritas	
regular	2 1/2
grande	4 1/2
Hamburguesa	5
doble	7
triple	9 1/2
Perrito caliente	4
Perrito caliente con queso	4 1/2
Perrito caliente con chile	4 1/2
Anillos de cebolla, regular	4
Super perrito caliente	7
con queso	8
con chile	8

Productos	Puntos de caloría*
DENNY's	
Denny's Combo (hamburguesa, patatas fritas y ensalada o sopa	12
Plato bajo en calorías	6
Plato ensalada pollo	6 1/2
Adelphia carne vaca	11 1/2
Filete pollo frito	8
Pollo frito	13
GODFATHER'S PIZZA	
Pizza, 1/2 de una pequeña pizza	
carne de vaca	7
pepperoni	7 1/2
salchicha	8
Combinación	9 1/2
Bocadillo jamón y queso	7 1/2
Bocadillo Supreme	9
GRANDY's	
Huevos revueltos con Hash Browns, biscuit y salsa	
con salchicha	12
con bacon	9 1/2
con filete de desayuno	13 1/2
Hotcakes	
con salchicha	6 1/2
con bacon	4
con filete de desayuno	8
Bocadillo Hot Biscuit	
con salchicha	6
con bacon	4
con huevo y queso	6
Un Biscuit y salsa	

Productos	Puntos de caloría*
*Rollo «Sinnamon»	5
*Jarabe, 1 cchda.	1
Costillas BBQ	
ensalada de col o judías, salsa BBQ, rollo	
y dos costillas	11
y 3 costillas	14
Filete frito, patatas, salsa ensalada de col o judías y 2 rollos	9 1/2
Pollo frito	
1 trozo pollo, verduras y rollo	5
2 trozos de pollo, ensalada de col o judías y rollo	8 1/2
Judías al horno	2
Ensalada de col	1
Patatas fritas	4
GRINDER MAN	
Mini: ternera a la pimienta, roast beef, bacon canadiense, jamón estilo italiano, salchicha o jamón	6
Mini: albóndiga, club, pavo, pepperoni y provolone, o pepperoni y mozzarella	5 1/2
Mini: vegetariano o provolone y salsa	5
Mini: Reuben, mozzarella y salsa o jamón/centeno	4 1/2
Mini: Pastrami	6 1/2
Mini: Grinder	7
Mini: Hero	7 1/2

Productos	Puntos de caloría
Mini: Rojo siciliano o Génova	8
Mini: Copoccolo, negro o rojo	8 1/2

HARDEE's
Desayuno

Biscuit	3 1/2
huevo con bacon	5 1/2
huevo	5
salsa	5 1/2
jamón	4 1/2
huevo con jamón	6
salchicha	5 1/2
salchicha y huevo	7
filete	5 1/2
filete y huevo	7
Huevo frito	1 1/2
Hash Rounds	2 1/2

Otros productos

*Turnover de manzana	4
Hamburguesa de queso y bacon	9 1/2
*Big Cookie	4
Big Deluxe	7 1/2
Big Roast Beef	5 1/2
Hamburguesa de queso	4 1/2
Ensalada Chef	3 1/2
Filete de pollo	7
Filete Pescador	6 1/2
Patatas fritas, pequeñas	3
Patatas fritas, grandes	5
Hamburguesa	4
Perrito caliente	4 1/2
Jamón caliente y queso	5

Productos	Puntos de caloría
Setas y queso	7
Bocadillo de roast beef	5
Ensalada de camarones	5
Pavo Club	6

KENTUCKY FRIED CHICKEN

Bocadillo pechuga pollo	6
Ensalada de col, 3/4 taza	1 1/2
Maíz, mazorca 15 cm	2 1/2
Pollo crujiente extra	
broqueta	2
pechuga	4
muslo	4 1/2
ala	2 1/2
Cena extra-Crispy (incluye puré patatas, salsa, ensalada de col, rollo) y	
broqueta y muslo	10 1/2
ala y pechuga	10
ala y muslo	12
Salsa, 1 cchda.	1/2
Patatas fritas (100 g)	2 1/2
Puré de patatas (85 g)	1
Pollo receta original	
broqueta	1 1/2
pechuga	2 1/2
muslo	3 1/2
ala	2
Cena receta original (incluye puré de patatas, salsa, ensalada de col y rollo):	
broqueta y muslo	8 1/2
ala y pechuga	8

Productos	Puntos de caloría
ala y muslo	9
Rollo	1

LONG JOHN SILVER'S SEAFOOD SHOPPE

Tablones de pollo	6
Cena de almejas (170 g almejas, 85 g patatas fritas, 110 g ensalada de col)	12
Ensalada de col (110 g)	2
Mazorca de maíz, 1	2 1/2
Pescado, 1 ración	2 1/2
Pescado, 2 raciones	5
Pescado, 3 raciones	7 1/2
Cena de pescado y pollo (1 ración de pescado, 2 tablones de pollo, 85 g patatas fritas, 110 g ensalada de col)	11 1/2
Pescado y patatas fritas (3 raciones de pescado, 85 g patatas fritas)	11 1/2
Pescado y más (2 raciones de pescado, 2 Hush Puppies, 85 g patatas fritas, 110 g ensalada de col)	12
Patatas fritas (85 g)	4
Hush Puppies	1 1/2
Cena ostras (6 ostras, 85 g patatas fritas, 110 g ensalada de col)	11
Patas de palo, 5	6
Cena vieiras (6 vieiras, 85 g patatas fritas, 110 g ensalada de col)	9 1/2
Bandeja mariscos (1 ración de pescado, 2 vieiras, 2 camarones, 2 Hush Puppies, 85 g patatas fritas, 110 g ensalada de col)	12
Camarones, 6 piezas	3 1/2
Cena tesoro (2 raciones de pescado, 2 patas de palo, 85 g patatas fritas, 110 g ensalada de col)	13

LONGNECKER's

Hamburguesa II	6
«The Hamburger»	8
Perrito caliente, sencillo	7
Patatas fritas	5
Bocadillo de filete	7

McDONALD's

Desayuno

Biscuits
bacon, huevo y queso	6 1/2
sólo biscuit	4 1/2
salchicha	6 1/2
salchicha y huevo	8
Bollo inglés con mantequilla	2 1/2
Patatas Hash Brown (1/2 taza)	1 1/2

McMuffins
huevo	4 1/2
salchicha	6
salchicha con huevos	7

Productos	Puntos de caloría*
Salchicha (2)	3
Huevos revueltos	2 1/2
Otros productos	
*Pastel de manzana	3 1/2
Big Mac	7 1/2
Hamburguesa de queso	4 1/2
McNuggets de pollo	
6 piezas	4 1/2
*Salsa BBQ	1
*Salsa miel	1/2
Salsa mostaza caliente	1
*Salsa agridulce	1
*Pastas chocolate	4 1/2
*Cono de helado	6
Filete pescado	6
Patatas fritas, regular	3
Hamburguesa	3 1/2
McD.L.T.	8
*Pastas McDonaldland	4
McPizza	4 1/2
Quarter Pounder	6
Quarter Pounder con queso	7

CÁLCULOS COMIDA ORIENTAL

Pollo con almendras	7
Ternera con brócoli, 1 1/2 taza	6
Tallarines chinos, 1 taza	4
Chop Suey, 1 taza, con cualquier carne	3
Chow Mein, 1 taza, con cualquier carne	3
Rollo de huevo, 10 cm	3
Arroz frito, 1 taza	4

Productos	Puntos de caloría*
Moo Goo Gai Pan	6
Arroz, 1 taza	3

PIZZA HUT**

Pan Pizza (2 rebanadas)	
queso	8 1/2
pepperoni	9
Supreme	9 1/2
Super Supreme	9
Pastel italiano Priazzo (2 rebanadas)	
Roma	8
Milano	7 1/2
Pizza delgada y crujiente (2 rebanadas)	
queso	6
pepperoni	6 1/2
Super Supreme	8
Pizza personal pan (entera)	
pepperoni, entera	8
Supreme, entera	9
Calizza	
a los 5 quesos, entera	8 1/2
salchicha italiana, entera	9

RAX

Bocadillo ternera Barbecue	4 1/2
Bocadillo ternera, bacon y cheddar	9
Big Rax Roast Beef	7 1/2
Sopa tallarines de pollo	2
Bocadillo pollo	8
*Pasta chocolate	2

**basada en una pizza media de 25 cm

Productos	Puntos de caloría
Sopa de pescado	2 1/2
Patatas fritas	4 1/2
Bocadillo jamón y queso	4 1/2
Bocadillo ternera y queso Philly	7
Patata hervida	
sencilla	3 1/2
bacon y queso	8
ternera barbacoa	9 1/2
ternera Stroganoff	7 1/2
brócoli y queso	7 1/2
margarina	5 1/2
mexicana	8
pizza	6 1/2
crema agria	4 1/2
Pieles de patatas	
bacon y queso	1 1/2
Rax Roast Beef	5
Bocadillo pavo Bacon Club	7 1/2
Sopa de verduras	1

RED LOBSTER
(Con pescado hervido a menos que se indique lo contrario)

Productos	Puntos de caloría
Atún Albacore (100 g)	2
Bacalao frito empanado (100 g)	2 1/2
Pescadilla frita empanada (100 g)	2 1/2
Bandeja asada del pescador	13
Cena asada Platija	14
Almejas (100 g)	1
Platija (100 g)	1
Siluro de agua dulce	1 1/2
Pollo frito, 4 trozos	6
Pan con ajo, 1 rebanada	2
Mero (100 g)	1
Merlango (100 g)	1
Halibut (100 g)	1
Hamburguesa (85 g)	3 1/2
Hush Puppies (2)	2 1/2
Langosta (100 g)	1 1/2
Bandeja del Marinero	13
Ostras (100 g)	1
Perca (100 g)	1
Bacalao (100 g)	1
Patata	1
Bandeja sencilla	11
Vieiras al vapor (100 g)	1
Bandeja de ribera	11
Camarones hervidos (100 g)	1
Solomillo (100 g)	4 1/2
Róbalo (100 g)	1 1/2
Cangrejos hervidos (100 g)	1
Lenguado (100 g)	1
Cena filete y langosta	21
Atún (100 g)	1 1/2
Rodaballo (100 g)	1
Pescadilla (100 g)	1 1/2

SCHLOTSKY's

Producto	Puntos
Original, pequeño	4
Original, medio	8
Original, grande	16
Bocadillo asado	
medio	4 1/2
grande	5 1/2

225

Productos	Puntos de caloría
Bocadillo de pavo, medio	4
Bocadillo de pavo, grande	5

SONIC
Hamburguesa	6
Hamburguesa de queso	7 1/2
Bocadillo de carne	8 1/2
Bocadillo de pescado	5 1/2
Perrito de maíz	6
Conejo	7 1/2
Pastel chile	6 1/2
Patatas fritas	4
Anillos de cebolla	5
*Cono retorcido	4

SPANGLES
*Pastel de manzana	6
Bocadillo de pollo BBQ	7
Bocadillo de jamón BBQ	4
Hamburguesa BLT (125 g)	7
Club pollo	14
Bocadillo pollo	13
Perrito chile	9
Fritada chile	13
Chile con judías pequeño	3 1/2
grande	7
Perrito de maíz	4 1/2
Perrito de maíz con queso	5
Patatas fritas, pequeñas	3
Patatas fritas, grandes	5
Hamburguesa	5 1/2

Productos	Puntos de caloría
triple	11 1/2
Bacon Hickory hamburguesa (125 g)	6 1/2
doble (250 g)	9 1/2
Perrito caliente	9
Perrito Kraut	8 1/2
Anillos de cebolla	9
Salsa polaca	9 1/2
Patatas	
bacon y queso	7 1/2
ternera y queso BBQ	9 1/2
brócoli y queso	7 1/2
queso	8
chile y queso	8 1/2
crema agria y cebollinos	7
Bocadillo de jamón	4

STEAK AND ALE
Sopa de cebolla	3 1/2
Entradas para la cena	
Kabob de carne y camarones	5
Kensington Club	8
Petit Filet con guarnición (170 g)	4 1/2
Pilaf camarones asados con arroz	6
Platija rellena Maître d'	6
Langosta	4
Festín cangrejo Alaska	5
con mantequilla (1 cchda.)	1 1/2
Costilla con guarnición (225 g)	6
Pollo hawaiano (pechuga) con arroz	5 1/2

Productos	Puntos de caloría*	Productos	Puntos de caloría*

SUB AND STUFF**

Jamón y queso	5 1/2
Atún	7
Sub especial	5 1/2
Roast Beef	5
Sub y guarnición	6 1/2
Pavo	5

TACO BELL

Burrito de judías	4 1/2
Burrito de carne	6 1/2
Tostada de ternera	4
Bellbeefer	3
Bellbeefer con queso	4
Burrito Supreme	6
Burrito combinación	5 1/2
Enchirito	6
Taco	2 1/2
Taco Supreme	3 1/2
Taco ensalada	7 1/2
Tostado, regular	2 1/2
Enchilada	4
Judías refritas	3
Sancho	5
Taco suave	2 1/2
Hamburguesa taco	2 1/2
Cena taco (taco, enchilada, judías, patatas fritas)	9 1/2
Tostado	2 1/2

**bocadillos de 15 cm hechos con cebolla, lechuga, tomate, pimiento verde y olivas negras sobre pan blanco o de trigo.

VILLAGE INN

Huevo, uno	1 1/2
Huevos, dos	2 1/2
Tortas, tres	3
Hash Browns	3
Bacon	2
Salchicha	6
Jamón	3
Tostada	3
Bollo inglés	3
Tostada francesa	7 1/2
Tortillas	
queso	7
tres huevos	4 1/2
jamón y queso	8
occidental	6

Desayuno

Robert E. Lee: Leche de manteca, biscuits, salsa country y Hash Browns	10
Huevos Benedict: bollo inglés tostado rematado con bacon canadiense, 2 huevos escalfados y holandesa con Hash Browns	10

WENDY'S

Desayuno

Bacon, 2 tajadas	1 1/2
Bocadillo desayuno	5
*Danés, 1 pieza	5
Tostadas francesa, 2 rebanadas	5 1/2
Patatas fritas caseras	5

Productos	Puntos de caloría*
Tortilla	
jamón y queso	3 1/2
jamón, queso y setas	4
jamón, queso, cebolla y pimiento verde	4
setas, cebolla y pimiento verde	3
Salchicha, 1	2 1/2
Huevos revueltos	2 1/2
Tostada con margarina, 2 rebanadas	3 1/2
Otros productos	
Hamburguesa de queso	6 1/2
doble	9
Bocadillo de pollo	4 1/2
Chile (225 g)	3 1/2
Patatas fritas, regulares	4
*Postre lácteo helado (330 g)	5 1/2
Bar de ensaladas	
Palillos de pan	1/2
Queso, imitación (28 g)	
americano	1
cheddar	1
mozzarella	1
suizo	1
Aliños (1 cchda.)	
queso azul	1
semilla de apio	1
italiano dorado	1/2
rancho	1
francés rojo	1
mil islas	1

Productos	Puntos de caloría*
Aliño de calorías reducidas (1 cchda.)	
bacon y tomate	1/2
pepino cremoso	1/2
italiano	1/2
mil islas	1/2
Semillas de girasol y pasas (1/4 taza)	2 1/2
Hamburguesa	5
doble	8
Patata rellena al horno (sencilla)	3 1/2
con	
bacon y queso	7 1/2
brócoli y queso	7
queso	8
pollo à la King	4 1/2
crema agria y cebollinos	6
Stroganoff y crema agria	6 1/2
Ensalada de pasta (1/2 taza)	2
Ensalada de tacos	5 1/2

WHITE CASTLE

Hamburguesa de queso	2 1/2
Bocadillo de pescado	2 1/2
Patatas fritas	3
Hamburguesa	2

YOGURT HEAVEN

*Yogurt congelado (110 g)	2
*Tofree (110 g)	1 1/2

Productos	Puntos de caloría*
INGREDIENTES BAR ENSALADAS	
Brotes de judías, 1/3 taza	0
Remolacha, 1/4 taza	0
Pimiento, 1/4 taza	0
Col roja, 1/2 taza	0
Zanahoria, 1/2	0
Coliflor, 1/4 taza	0
Queso americano, 2 cchda.	1 1/2
Ensalada de col, 1/2 taza	1
Queso fresco, 1/3 taza	1
Cuscurros, 1/4 taza	1
Pepino, 4 rodajas	0
Huevos, troceados, 1/4 taza	1
Judías Kidney, 1/3 taza	1
Lechuga, troceada, 2 tazas	0
Setas frescas, 1/4 taza	0
Ensalada de patatas, 1/2 taza	2 1/2
Rábanos, 1/4 taza	0
Uvas pasas, 2 cchdas.	1/2
Cebolla roja, 1/4 taza	0
Cebolla de primavera, 2 medias	0
Semillas de girasol, 1 cchda.	1
Tomates, 3 medios	0
Selección de tres cualquiera	1/2
Aliños de ensalada	
Queso azul	1
Semilla de apio	1
Italiana dorada	1
Rancho	1
Francesa roja	1
Mil islas	1
Aliño de ensalada de calorías reducidas (1 cucharada)	
Bacon y tomate	1/2
Pepino cremoso	1/2
Italiana	1/2
Mil islas	1/2
Vino avinagrado	0
Refrescos (340 g)	
*Coca-Cola	2
Coca dietética	0
*Naranjada	2
*Pepsi Cola	2
Pepsi dietética	0
*Cerveza de raíces sin alcohol	2
*Sprite	2

Apéndice F
Niveles metabólicos de actividades (MET)

Definiciones

MET: el índice metabólico se refiere al consumo de oxígeno. (Nota: los valores no se refieren a la duración del esfuerzo o gasto total durante un período de tiempo.)

Tensión estática (+) = componente estático o isométrico de una actividad que aumenta el trabajo exigido al corazón.

Puntos a considerar antes de iniciar tareas específicas:

1. Nivel del MET al que está usted funcionando.
2. Ambiente: temperatura, ropa, estrés emocional, posición.
3. Duración: debería poder recuperarse plenamente sin fatigarse dentro de una hora de realizada la actividad.

Cálculo de los MET:

Duración de la actividad (en horas o partes de hora) x número MET = subtotal de los MET. La suma del subtotal de los MET = total de los MET. Se espera que el adulto medio acumule de 30 a 40 MET al día.

Actividades por niveles del MET

MET de autocuidado

Sentarse en una silla	1,0
Cuidado de las uñas de las manos	1,2
Cepillarse los dientes	1,2

Comer una comida	1,3
Lavarse las manos y la cara	1,5
Lavarse la parte superior del cuerpo	1,5
Bañarse en la bañera	1,5
Peinarse, hombre y mujer	1,5
Sentarse en el borde de la cama	1,5
Sentarse en un sillón al lado de la cama	1,5
Afeitarse, maquinilla eléctrica y manual	1,6
Lavarse el pelo, hombre y mujer	1,5+
Secarse el pelo	1,6+
Lavarse todo el cuerpo sentado en el baño	1,7+
Ducharse, sentado	1,8+
Vestirse y desnudarse con ropa de noche	2,0+
Vestirse y desnudarse con ropa de calle	2,0+
Ducharse de pie	3,8
Usar un orinal	4,8

Trabajos en casa

Coser a máquina	2,3
Lavar prendas de ropa pequeñas	2,5
Usar la mezcladora	2,5+
Pelar patatas	3,2
Preparar una comida sencilla (desayuno o almuerzo)	2-3,0
Doblar ropa	2-3+
Lavar ropa (a máquina)	2,3+
Preparar una comida compleja (cena)	3+
Lavar platos	3+
Planchar, de pie	3++
Fregar a la altura del fregadero, de pie	3++
Hacer la cama	2-3++
Inclinarse y agacharse (recoger un periódico)	3++
Limpiar el horno (el interior)	3-4++
Fregar cazos y sartenes	3-4++
Quitar el polvo/pulir (extender los brazos)	3-4++
Cambiar la ropa de la cama	3-4++

Escurrir ropa a mano	4,5
Tender la ropa	4,6
Fregar suelos (también de rodillas)	3-5++
Limpiar alfombras	4-5++
Barrer el suelo	4-5++
Comprar comestibles	4-5++++
Fregar, pulir, encerar suelos, paredes, coches o ventanas estando de pie	5-6+++
Darle la vuelta a un colchón	7+++++

Actividades vocacionales

Sentarse ante una mesa a escribir y hacer cálculos	1,5
Tumbarse bajo un coche para repararlo	1,5
Usar herramientas manuales	1,8
Trabajo de montaje ligero	1,8
Reparación de una radio	1,8
Conducir un camión	1,8
Manejar palancas pesadas	2
Manejar una draga	2
Reparación de relojes	2,1
Encuadernación de libros, ligera	2,3
Mecanografiar con rapidez	2,3
Lijar o serrar	2,6
Dar cuerda a un reloj	2,6
Colocar ladrillos	3-5+++
Enlucir paredes	3-5+++
Carpintería	4-6++++
Levantar un máximo de 25 kg de peso; levantar y transportar con frecuencia 12 kg de peso	4-6++++
Empujar una carretilla, 25 kg	4++++
Manejar la pala	5-7++++
Excavar agujeros	5-7++++
Cortar madera	5-7++++
Trabajos agrícolas ligeros/pesados	5-7+++
Trabajos industriales ligeros/pesados	5-7+++

Levantar un máximo de 50 kg de peso; levantar
y transportar con frecuencia 25 kg de peso   6-8+++++

Actividades no vocacionales/recreativas

Mantener una conversación telefónica	1,0
Agujerear el cuero, bordar con la espalda apoyada	1,8
Trabajar el cuero con la espalda apoyada	1,8
Fabricar hebillas, con la espalda apoyada	1,9
Limpiar alfombras, sentado	1,9
Coser a mano	2
Tejer, 23 puntos por minuto	2
Bordar	2
Jugar a las cargas o a cualquier juego de mesa competitivo, estando sentado	2
Tallar madera con la espalda apoyada	2,1
Trabajar el cobre	2,2
Tejer en un telar de mesa	2,2
Repujar el cuero, sentado	2,3
Pintar, sentado	2,5
Cincelar con mazo, sentado	2,5
Imprimir (composición a mano)	2,6
Poner herraduras	3
Montar a caballo, pasear	3,3
Tocar el órgano, sentado	3,5
Tocar el piano	2-3++
Golpear con un martillo	3++++
Caminar, 4 km/hora	3+
Levantar un máximo de 10 kg; levantar 5 kg con frecuencia	3,5+++
Jugar al voléibol	3,8
Plantar	3-4
Ir en moto	3-4+++
Pintar una pared	3-4++
Ir en bicicleta, a 9 km/hora	3-4++
Actividad sexual	3-4+++

Tocar la batería	4,3
Jugar a los bolos	4,5
Practicar la jardinería	4,7
Jugar al badminton	4,5
Jugar al ping-pong	4-5
Practicar el tiro con arco	4-5
Bajar escaleras	4-5
Nadar, brazada, 20 m por minuto	5
Quitar malas hierbas	3-5+
Navegar a vela	2-5+
Caminar, 6 km/hora	5,5+
Manejar la azada	4-6++
Manejar una canoa, 3-7 km/hora	3-6+++
Practicar el golf	4-7
Cazar	4-6
Serrar madera	5-7
Patinar sobre hielo	5-7
Montar a caballo, al trote	7,5
Cortar el césped a mano o con máquina	8
Bailar el fox-trot	5-7+++
Manejar la pala	3-8
Ir en bicicleta, 20 km/hora	7-9
Esquiar (sobre nieve o agua)	9
Squash	9
Tenis	5-15+

Apéndice G
Algunos gastos de calorías por ejercicio

Las siguientes son listas de diversas clasificaciones de trabajos y actividades recreativas en relación con el gasto de calorías por minuto.

Trabajo	*Calorías/minuto*
Ligero	2,5
Moderado	5,0
Pesado	7,5
Muy pesado	10,0
Extremadamente pesado	12,5
Descanso	1,25

Locomoción

Silla de ruedas, 2 km/hora	2,4
Caminar, 4 km/hora	3,6
Caminar, 4,5 km/hora	5,6
Bajar escaleras	5,2
Caminar con muletas, 2 km/hora	8,0
Subir escaleras (cargado con 8 kg de peso, a 27 escalones por minuto)	9,0
Subir escaleras (sin carga)	8,0

Ejercicios

Doblarse por la cintura, lateralmente (13/min)	2,2
Sentado en el suelo, tocarse los pies, 16/min	2,4

	Calorías/minuto
Ejercicios de equilibrio	2,5
Ejercicios abdominales	3,0
Tumbado en el suelo, levantar las piernas, 10/min	3,5
Doblar el tronco	3,5
Balancear el brazo, saltar	6,5
Elevaciones (tumbado), 16/min	7,5

Cuidado personal

Descansar, posición supina	1,0
Sentado	1,2
De pie, relajado	1,4
Comer	1,4
Conversar	1,4
Vestirse, desvestirse	2,3
Lavarse manos y cara, cepillarse el pelo	2,5
Lavarse y afeitarse	2,6
Lavarse y vestirse	2,6
Utilizar el orinal al lado de la cama	3,6
Ducharse	4,2
Usar un orinal de cama	4,7

Tareas del hogar

Coser a mano	1,4
Tejer a mano	1,5
Barrer	1,7
Planchar de pie	1,7
Trabajo sencillo, sentado	1,7
Cepillarse los zapatos	2,2
Sacar brillo a los zapatos	2,4
Pelar patatas	2,9
Fregar platos, de pie	2,9
Lavar prendas de ropa pequeñas	3,0
Llevar la colada	3,3
Amasar	3,3

	Calorías/minuto
Restregar suelos	3,6
Hacer las camas	3,9
Limpiar ventanas	3,7
Fregar suelos	4,2
Escurrir ropa a mano	4,4
Tender la ropa	4,5
Pulir los suelos	4,8
Limpiar alfombras golpeándolas	4,9
Partir leña	4,9
Hacer y vestir la cama	5,4
Despejar suelos, arrodillarse, inclinarse	6,0

Recreo de los niños

Sentarse y escuchar la radio	1,0
Sentarse y hacer un rompecabezas	1,2
Sentarse y cantar	1,5-1,9
Ir en bicicleta	2,4-3,1
Trabajos de carpintería	3,0

Recreo

Sentarse y escuchar la radio	2,0-2,5
Pintar	2,0
Sentarse y escribir	1,9-2,2
Jugar a las cartas	2,2
Tocar el piano	2,5
Tocar el violín	2,7
Conducir un coche	2,8
Ir en canoa, a 4 km/hora	3,0
Montar a caballo, marcha lenta	3,0
Jugar el voléibol	3,5
Jugar con los niños	3,5
Remar, 51 m/min, 19 km/hora	4,1
Jugar a los bolos	4,4
Ir en bicicleta, 9 km/hora	4,5

	Calorías/minuto
Jugar el golf	5,0
Tiro con arco	5,2
Bailar	5,5
Jardinería, quitar mala hierbas	5,6
Natación recreativa	6-7,0
Tenis	7,1
Trotar a caballo	8,0
Manejar la azada	8,6
Jardinería, excavar un agujero	8,6
Jugar al fútbol	8,9
Esquiar	9,9
Jugar al fútbol americano	10,2
Escalar una ladera	10,7
Ir en bicicleta, 20 km/hora	11,0
Nadar, brazada, 50 m/min	10,0
Nadar, de costado, 20 m/min	11,0
Nadar, de espalda, 40 m/min	11,5
Nadar, crol, 45 m/min	11,5

Ocupaciones

Trabajos de oficinista	
Máquina de escribir eléctrica, 30 palabras/minuto	1,16
Máquina de escribir eléctrica, 40 palabras/minuto	1,31
Máquina de escribir mecánica, 30 palabras/minuto	1,39
Máquina de escribir mecánica, 40 palabras/minuto	1,48
Trabajos diversos de oficina, sentado	1,6
Trabajos diversos de oficina, de pie	1,8

Trabajos ligeros de reparaciones	
Reparación de relojes	1,6
Cadena de montaje ligera	1,8
Artesanía	1,8
Montaje de relojes	2,2
Trabajos con máquinas ligeras	2,4
Montaje de radios	2,7

	Calorías/minuto
Industria gráfica	
Composición a mano	2,2
Impresión	2,2
Colocación de papel	2,5
Comercio del cuero	
Limpiar los zapatos	1,8
Colocar suelas	2,3
Fijar suelas	2,4
Reparar zapatos	2,7
Fabricación de zapatos	3,0
Industria de fabricación de moldes	
Impresión de utensilios del hogar en moldes	3,8
Cerrajero	
Limar con una lima grande	3,3-3,7
Otros cinco procesos	2,1-2,9
Sastrería	
Coser a mano	2,0-2,9
Cortar	2,4-2,7
Coser a máquina	2,8-2,9
Prensar	3,5-4,3
Planchar	4,2
Correos	
Subir escaleras	8,0
Carga postal, 11 kg	9,8
Carga postal, 16 kg	9,8-13,8
Pico, pala y carretilla	
Manejar la pala, carga de 8 kg, 12 cargas/min a 1 m de altura	7,5
Manejar la pala, carga de 8 kg, 12 cargas/min a 2 m de altura	9,5
Manejar la pala, 7 kg	8,5
Empujar una carreta con 52 kg	5,0
Picar en la tierra	7,0

Calorías/minuto

Construcción

Medir madera	2,4
Serrar a máquina	2,4
Trabajo ligero colocando piedras o ladrillos	3,4
Medir y serrar	3,5
Trabajos diversos, transportar	3,6
Tallar piedras con martillo de albañil	3,8
Construir una pared con ladrillos y mortero	4,0
Enlucir	4,1
Juntar tablas del piso	4,4
Mezclar cemento	4,7
Cincelar	5,7
Serrar madera blanda	6,3
Taladrar madera dura	7,0
Serrar madera dura	6,3
Desbastar madera dura	9,1
Utilizar un martillo pesado	6,3-9,8

Misceláneas

Manejar un tractor	4,2
Manejar un arado	5,9
Segar heno	7,3
Cortar el césped a mano	7,3
Cortar un árbol	8,0
Alimentar un horno	10,2
Subir una montaña o un tramo de escalera con 10 kg de carga a 54 pasos/min	16,2

Apéndice H
Glosario de términos relacionados con la diabetes

AADE. American Association of Diabetes Educators (Asociación Estadounidense de Educadores de la Diabetes). Una organización nacional voluntaria de profesionales interesados en la educación de la persona y/o la familia con diabetes.

acetona. Una cetona formada en gran abundancia en el hígado a partir de los ácidos cuando no se dispone de glucosa para que las células tengan energía. La acetona, una de las tres cetonas, se encuentra en la orina y en la sangre de personas con diabetes incontrolada y hace que la respiración tenga un olor fuerte.

ácido acetoacético. Un ácido que también contiene un grupo de cetona en su molécula.

ácido beta hidroxibutírico. Uno de los productos de la grasa metabolizada.

ácidos grasos. Constituyentes de la grasa. Cuando existe una deficiencia insulínica, como en la diabetes, los ácidos grasos aumentan en la sangre y son utilizados por el hígado para producir cetonas.

acidosis. Una afección ácida del cuerpo que tiene como resultado la formación de cantidades anormales de ácido, como el acetoacético y el beta hidroxibutírico. La acidosis se produce cuando la persona no produce insulina o no recibe suficiente insulina.

ADA. American Diabetes Association (Asociación de Diabetes de Estados Unidos). Es una organización sanitaria voluntaria de carácter nacional en la que participan profesionales y particulares interesados en la investigación, el servicio y la educación en el ámbito de la diabetes.

agente hipoglucémico. Un medicamento o sustancia, como las sulfonilureas (como por ejemplo la Tolbutamida) y la glipizida, que se utilizan para reducir los niveles de glucosa en sangre.

agente oral de la hipoglucemia. Otro nombre para designar un agente que disminuye le nivel de glucosa en sangre. (Véase *agente hipoglucémico*.)

amanecer, fenómeno del. Una elevación de los niveles de glucosa en sangre a primeras horas de la mañana, que según se cree se debe a una respuesta retrasada en la liberación de la hormona del crecimiento.

angiopatía. Enfermedad de los vasos sanguíneos (véase *microangiopatía* y *macroangiopatía*).

angiopatía fluorescente. Procedimiento en el que se toman fotografías de la retina, después de haber inyectado en la vena una tintura soluble en agua.

anormalidad potencial de tolerancia de la glucosa. El tiempo de la vida de una persona diabética anterior a que se pudiera demostrar anormalidad alguna en la tolerancia a la glucosa. Se cree que el gemelo idéntico de una persona con diabetes tiene una anormalidad potencial de tolerancia a la glucosa. (Véase *glucosa, tolerancia a la*.)

anormalidad previa de tolerancia a la glucosa. Una clasificación utilizada para la persona que tiene un historial documentado de hiperglucemia durante el embarazo, una enfermedad o cualquier otra crisis, pero que en la actualidad muestra niveles relativamente normales de glucosa en sangre sin necesidad de ningún tratamiento.

atrofia. El encogimiento de un cuerpo debido a la falta de nutrición. En la diabetes, puede significar una disminución de la cantidad de grasa bajo la piel. Eso sucede a veces en los lugares donde se aplican las inyecciones y el resultado es la aparición de zonas ahuecadas que son cosméticamente indeseables.

autocontrol de la glucosa en sangre (SMBG). Una técnica de control del nivel de glucosa en sangre de una persona, para determinar la respuesta del cuerpo a la actividad, los alimentos y la medicación.

biguanidas. En el tratamiento de la diabetes también se han utilizado medicamentos como la fenformina (DBI y DBI-TD). No estimulan el páncreas para producir más insulina, pero impiden la absorción de glucosa desde el intestino, previniendo así la gluconeogénesis y promoviendo la descomposición de glucosa, entre otras acciones. Aunque estos medicamentos no se encuentran en Estados Unidos, se está probando en este país una nueva fenformina llamada metformina. Se ha descubierto que causa menos acidosis láctica, un efecto secundario observado con el consumo de los medicamentos anteriores.

caloría. Una unidad para la medición del calor. El valor de los alimentos que producen calor o energía, se mide en calorías. Una verdadera caloría es una unidad tan pequeña, que a menudo, al hablar de los valores de las calorías de los alimentos, nos referimos a 1.000 calorías (una kilocaloría) como si fuera una caloría.

callo. Un espesamiento de la piel causado por fricción o presión.

células alfa. Células que producen glucagón; se encuentran en los islotes de Langerhans, en el páncreas.

células beta. Células que producen insulina; se encuentran en los islotes de Langerhans, en el páncreas.

cesárea. Una operación mediante la que el niño nace al sacarlo directamente del útero de la madre, tras efectuar una incisión en el abdomen. Los niños de madres diabéticas (IDM) nacen frecuentemente por este medio antes de término.

cetoacidosis. Una afección del cuerpo en la que no hay suficiente insulina. Los ácidos grasos libres se liberan de las células grasas y producen cetonas en el hígado. Estas cetonas o ácidos producen un desequilibrio en la sangre (acidosis). En el estado más agudo, el resultado es la cetoacidosis. Se encuentran grandes cantidades de azúcar y cetonas en la orina, los electrolitos aparecen desequilibrados y existe deshidratación. El inicio de la afección suele ser lento y conduce a la pérdida de apetito, aparición de dolor abdominal, náuseas y vómitos, respiración rápida y profunda y coma. Puede producir la muerte.

cetoacidosis diabética (DKA). Es el estado más grave de la diabetes, en el que aparecen niveles de glucosa notablemente elevados en la sangre y en la orina, elevados niveles de cetonas en la sangre y en la orina, deshidratación y desequilibrio electrolítico (véase *cetoacidosis*).

cetonas. Sustancias formadas en la sangre cuando se descompone una grasa debido a una insuficiencia de insulina. Las grasas se descomponen en ácidos grasos, que son cambiados químicamente en cetonas. Las cetonas (habitualmente la acetona) se encuentran a menudo en la sangre y en la orina de las personas con diabetes incontrolada. Las cetonas pueden producir un aliento fuerte y un olor característico en la orina de una persona.

cetonemia. La presencia de cetonas en la sangre.

cetonuria. La presencia de cetonas en la orina.

cetosis. La presencia de grandes cantidades de cetonas en el cuerpo, como consecuencia de una excesiva descomposición de la grasa causada por una insuficiencia de insulina en una persona con diabetes mellitus. La acidosis precede y causa la cetosis; la combinación de ambas (cetosis y acidosis) se llama cetoacidosis. La cetosis también puede ser el resultado de la inanición o de la enfermedad en personas no diabéticas.

Charcot, articulación de. Degeneración progresiva crónica de la acción de soportar el estrés sobre una articulación (como por ejemplo los tobillos).

colesterol. Una mezcla de lipoproteínas encontrada en la sangre, compuesta por HDL (lipoproteínas de alta densidad), LDL (lipoproteínas de baja densidad) y VLDL (lipoproteínas de muy baja densidad). Las recomendaciones actuales aconsejan mantener los niveles de colesterol por debajo de los 200 mg/dl.

coma diabético. Pérdida de consciencia ocurrida durante la cetoacidosis. Los síntomas asociados incluyen piel y boca seca, olor fuerte del aliento, respiración muy profunda y rápida, pulso rápido y baja presión sanguínea. El coma diabético viene causado por una deficiencia de insulina.

contenido calórico. La cantidad de calor liberado con la quema de un gramo de alimento, llamada más correctamente kilocaloría (k).

control convencional. Una o dos dosis de insulina con azúcares en sangre superiores a lo normal en un 50% o más del tiempo.

Control intensivo. Tomar tres o más dosis de insulina al día o utilizar la bomba de infusión de insulina, con los niveles de azúcar en sangre en el ámbito de lo normal o cercano a lo normal durante un 80% o más del tiempo.

cuerpos de cetona. Nombre dado por algunos a una mezcla de cetonas y otros productos metabólicos que pueden descomponerse para producir cetonas. Estos otros productos metabólicos suelen ser el *ácido acetoacético* (véase), en cuya molécula hay un grupo de cetona, y el *ácido beta hidroxibutírico* (véase), que tiene una molécula muy similar a la del ácido acetoacético.

curva de acción-tiempo. Una curva que muestra el efecto de un medicamento en diversos momentos después de haber sido administrado.

DCCT. Diabetes Control and Complications Trial (Ensayo de Control y Complicaciones de la Diabetes), una investigación de 6-9 años de duración en la que participaron personas con diabetes del tipo I. El resultado con el uso de un control intensivo puede prevenir o retrasar las complicaciones relacionadas con la hiperglucemia.

diabetes adulta. Llamada ahora diabetes del tipo II o diabetes mellitus no insulino-dependiente. Llamada también diabetes insulino-dependiente, suave o resistente a las cetonas. Véase *diabetes tipo II*.

diabetes de inicio en la madurez. Véase *diabetes adulta*.

diabetes gestacional. Un período de tolerancia anormal a la glucosa que se produce durante el embarazo, y que suele ser controlado mediante la dieta y, posiblemente, la insulina.

diabetes inestable. Otro nombre para referirse a la *diabetes lábil* (véase).

diabetes juvenil. Llamada ahora *diabetes de tipo I* (véase), o *diabetes mellitus insulino-dependiente* (IDDM; véase).

diabetes lábil. Es una diabetes del tipo II en la que el nivel de glucosa en sangre fluctúa ampliamente de alto a bajo. La diabetes lábil puede ser causada por la pérdida completa de la capacidad para producir insulina, por una dosis de insulina demasiado alta, o por otros factores. A menudo puede mejorarse mediante un buen programa de tratamiento. Se llama también diabetes inestable.

diabetes mellitus. Una enfermedad en la que el cuerpo es incapaz de utilizar y almacenar normalmente la glucosa debido a una disminución o falta de producción de insulina. La diabetes mellitus suele heredarse, pero puede ser causada por cualquier proceso que destruya el páncreas (habitualmente las células beta) o que altere la efectividad del lugar receptor de la membrana celular.

diabetes mellitus insulino-dependiente (IDDM). Llamada también diabetes de tipo I o diabetes juvenil.

diabetes no insulino-dependiente (NIDDM). Llamada también *diabetes del tipo II* (véase).

diabetes tipo I. Resultado de la incapacidad para producir insulina debido a una combinación de estresores genéticos o hereditarios y ambientales. La diabetes mellitus insulino-dependiente está asociada con la falta de disponibilidad de insulina, su acción sobre los lugares receptores y/o su función con el camino glucolítico. Llamada también *diabetes insulino-dependiente* (véase) o *diabetes juvenil* (véase).

diabetes tipo II. Un tipo de diabetes que se encuentra habitualmente en adultos mayores de treinta años de edad. El inicio es gradual y los síntomas son a menudo mínimos. Con frecuencia, los pacientes tienen exceso de peso. Los que padecen de la diabetes del tipo II tienen menor tendencia a sufrir complicaciones agudas, como acidosis y coma, que los pacientes con diabetes del tipo I. La diabetes del tipo II se trata sólo mediante la dieta o con la dieta además de la ingestión de agentes hipoglucémicos orales. Es posible que se necesiten o no las inyecciones de insulina. Llamada también *diabetes no insulinodependiente* (véase), diabetes no tendente a la cetosis o *diabetes de inicio en la madurez* (véase). (Antes se llamó diabetes del adulto o diabetes del inicio en la madurez en el joven [MODY].)

diálisis. Un método para eliminar las toxinas de la sangre. La diálisis peritoneal se hace en casa (habitualmente cada cuatro horas); la hemodiálisis se hace en casa (habitualmente cada doce horas) o en un centro.

doble vaciado, técnica del. Procedimiento por el que se toma una muestra de orina treinta minutos después del primer vaciado de toda la orina. Esta técnica se emplea con frecuencia para tomar muestras de orina para comprobar los niveles de glucosa y acetona. Es una medición aproximada del control de la diabetes en ese momento concreto.

enfermedad cardiovascular. Enfermedad del corazón y de los grandes vasos sanguíneos; tiende a ocurrir con mayor frecuencia y a una edad más joven en las personas con diabetes, y puede estar relacionada con lo bien que se controle la diabetes.

epinefrina. Es una hormona liberada por las glándulas adrenales. Su función principal en la diabetes consiste en liberar glucosa del hígado, aumentar el ritmo de la circulación y prevenir la liberación de la insulina segregada.

floculación. Un aspecto «nevoso» de la insulina que puede ocurrir cuando ésta ha quedado expuesta a temperaturas demasiado altas o demasiado bajas, o cuando ha caducado de fecha.

gangrena. Muerte del tejido causada por un suministro de sangre muy deficiente, como ocurre a veces en los pies y las piernas de las personas con diabetes. La infección puede ser una de las causas que contribuyan a ello.

genes. Unidades básicas de características hereditarias, transmitidas a través de la reproducción (parte de los cromosomas).

glándulas adrenales. Dos órganos en forma de tienda que segregan epinefrina (véase *epinefrina*), glucocorticoides (véase *glucocorticoides*) y aldosterona.

glucagón. Una hormona producida por las células alfa existentes en los islotes de Langerhans, en el páncreas. El glucagón provoca un aumento en el nivel de glucosa en sangre al liberar glucosa del hígado y de las células musculares. Es utilizado mediante inyección para el tratamiento de reacciones insulínicas graves en el hogar, la escuela o el trabajo.

glucocorticoides. Hormonas liberadas del córtex de la glándula adrenal; en relación con la diabetes, pueden provocar que los aminoácidos sean transformados en nueva glucosa (gluconeogénesis).

glucógeno. El glucógeno es glucosa almacenada en el hígado. Puede ser descompuesto para formar glucosa en sangre durante una reacción insulínica o un ayuno.

glucogénesis. El proceso por el que el hígado convierte una parte de la glucosa en glucógeno.

glucogenólisis. La descomposición del glucógeno en glucosa.

glucólisis. La descomposición de la glucosa en dióxido de carbono y agua.

gluconeogénesis. El proceso de convertir los aminoácidos y el glicerol en nueva glucosa. Este proceso tiene lugar en el hígado y las células musculares del cuerpo.

glucosa. El azúcar simple, conocido también como dextrosa, que se encuentra en la sangre y es utilizado por el cuerpo para la obtención de energía.

glucosa, deterioro de la tolerancia a la. Afección que se produce cuando los valores de glucosa en sangre se elevan por encima de lo normal, pero no permiten llegar a un diagnóstico concluyente de diabetes. A veces se la llama erróneamente diabetes fronteriza.

glucosa, prueba de tolerancia a la. Una prueba para detectar la diabetes mellitus. A la persona que va a ser analizada se le administra por vía oral una cantidad medida de glucosa; se miden los niveles de glucosa en sangre antes de la ingestión, a la media hora, la hora y media, las dos horas, las tres horas y a veces incluso las cuatro a seis horas después de la ingestión. También se llama prueba oral de tolerancia a la glucosa (OGTT).

glucosa, tolerancia a la. La capacidad del cuerpo para utilizar y almacenar glucosa. La tolerancia a la glucosa es nula en las personas que tienen diabetes mellitus.

glucosa en sangre, nivel de. La concentración de la glucosa en la sangre. Habitualmente se llama azúcar en sangre y suele medirse en miligramos por decilitro (mg/dl) o en milimoles (mMol).

glucosa en sangre en ayunas. Concentración de glucosa en sangre por la mañana, antes del desayuno. Comúnmente llamada azúcar en sangre en ayunas (FBS).

glucosa sérica. La concentración de glucosa en la parte líquida de la sangre después de que hayan sido eliminadas las células (sangre coagulada).

glucosuria. La presencia de glucosa en la orina (*gluco* se refiere al azúcar, y *uria* a la orina).

grasa. Uno de los tres principales constituyentes de los alimentos. Las grasas se encuentran en forma casi pura, como líquidos o sólidos, tales como aceites y margarinas, o pueden formar parte componente de otros alimentos. Pueden ser de origen animal o vegetal. Tienen un contenido de energía más elevado que otros alimentos (9 calorías por gramo).

grasa insaturada. El tipo de grasa, como el aceite vegetal, que es habitualmente líquida a temperatura ambiente. (Véase *grasa monoinsaturada* y *grasa polinsaturada*.)

grasa monoinsaturada. Tiene un efecto similar al de la grasa polinsaturada, pero no hace disminuir el colesterol HDL. Se encuentra en el aceite de oliva y en otros aceites.

grasa polinsaturada. El tipo de grasa que adquiere aspecto líquido a temperatura ambiente, a menos que esté hidrogenada. Incluye el aceite de maíz y otros aceites vegetales.

grasa saturada. El tipo de grasa, como la mantequilla, que es habitualmente sólida a la temperatura ambiente. Generalmente, las grasas saturadas se derivan de fuentes animales.

herencia. En términos biológicos, la transmisión de un rasgo de padres a hijos, como por ejemplo el color de los ojos.

hidratos de carbono. Uno de los tres constituyentes principales de los alimentos. Los hidratos de carbono se componen principalmente de azúcares y féculas.

hiperbilirrubinemia. Afección en el que una persona tiene un valor superior al normal de bilirrubina en la sangre, es decir, más de 12,50 mg/dl en el niño. Los síntomas indicativos son: aspecto amarillento de la piel y del blanco de los ojos.

hiperglucemia. Existencia de un nivel superior al normal de glucosa en la sangre (alto nivel de glucosa en sangre). Cuando los valores de glucosa en sangre en ayunas son superiores a 105 mg/dl (5,8 mMol), cabe sospechar una hiperglucemia; superiores a 140 mg/dl (7,8 mMol) confirman el diagnóstico.

hiperinsulinismo. Presencia de una cantidad excesiva de insulina, que puede ser causada por una superproducción de insulina por parte de las células beta de los islotes de Langerhans en el páncreas, o por una dosis excesiva de insulina. El hiperinsulinismo puede causar hipoglucemia (bajos niveles de glucosa en sangre).

hipertensión. Alta presión de la sangre. Se ha descubierto que agrava el control de la diabetes o de las complicaciones que ya se han desarrollado.

hipocalcemia. Valor inferior al normal (10-12 mg/dl en el niño) de calcio en la sangre. Los síntomas indicativos son: ataque convulsivo e irritabilidad del sistema neuromuscular.

hipoglucemia. Nivel inferior al normal de la glucosa en la sangre (bajo nivel de glucosa en sangre). El valor de glucosa en sangre en ayunas es inferior a los 60 mg/dl (3,3 mMol).

hormona. Una sustancia química producida por una glándula o tejido y transportada por la sangre hacia otros tejidos u órganos, donde estimula la acción y provoca un efecto específico. La insulina y el glucagón son hormonas.

insulina. Una hormona segregada por las células beta de los islotes de Langerhans, en el páncreas. Promueve la utilización de la glucosa.

insulina globina. Forma modificada de la insulina, producida al adjuntar una molécula de globina a la insulina regular, lo que hace más lenta la absorción y extiende el pico y la duración de la acción. La insulina globina es una insulina clara, con un pH ácido y una acción intermedia. Ya no está a la venta en el mercado.

insulina isófana. Insulina NPH (protamina Hagedorn neutral), una insulina de acción intermedia y de pH neutral.

insulina protamina zinc (PZI). Una insulina de acción prolongada, preparada con grandes cantidades de protamina, combinada con insulina Regular, en presencia de zinc.

insulina Regular. Insulina de acción corta cristalizada a partir del páncreas de animales o fabricada sintéticamente. Esta insulina es neutralizada y puede mezclarse previamente con la insulina *NPH* (véase). Conocida también como insulina clara o insulina cristalina.

intercambio. Una ración de comida que contiene cantidades conocidas y relativamente constantes de hidratos de carbono, grasas y/o proteína. La comida utilizada en un intercambio suele ser pesada y medida. Los intercambios se dividen en varios grupos: leche, fruta, carne, grasa, pan y verduras.

islotes de Langerhans. Los pequeños grupos de células existentes en el páncreas, que contienen células alfa, beta y delta, y que producen glucagón, insulina y somatostatina.

juanetes. Zonas duras y endurecidas de la piel causadas por fricción o presión. Suele ocurrir en los pies y pueden tener como resultado la formación de úlceras en personas que han perdido la sensación del dolor en los pies.

Kimmelstiel-Wilson, síndrome de. Lesiones de los túbulos filtrados del riñón, causadas por la degeneración de los conductos de la sangre en relación con una diabetes deficientemente controlada, tal como fueron descritas por los doctores Kimmelstiel y Wilson.

Kussmaul, respiración de. La respiración rápida, profunda y trabajosa observada en pacientes con cetoacidosis diabética; se trata de un mecanismo involuntario para excretar dióxido de carbono con objeto de reducir el nivel de ácido carbónico.

lazo cerrado, sistema de. Un sistema de autocontrol del nivel de glucosa en sangre (páncreas artificial o célula beta artificial).

lazo abierto, sistema de. Un sistema mecánico de inyección de insulina, que no está autocontrolado, sino que tiene que ser controlado o programado externamente.

Lente, insulina. Es una insulina de acción intermedia con una mezcla del 30 por ciento de insulina Semilente y un 70 por ciento de insulina Ultralente.

libra. Una unidad de peso utilizada en Estados Unidos. Se emplea para pesar los alimentos y determinar la cantidad específica a comer o quemar en calorías. Una libra equivale a 453 gramos.

lipólisis. El aumento de la descomposición de la grasa en los tejidos del cuerpo que se produce en la cetosis (lisis de la grasa).

macroangiopatía. Enfermedad relacionada con los grandes vasos sanguíneos del cuerpo.

Mauriac, síndrome de. Una afección observada antes de la pubertad en niños con una diabetes prolongada y deficientemente controlada. Supone la existencia de un hígado de tamaño anormalmente grande y grasiento, edema y baja estatura. El síndrome de Mauriac raras veces se observa en la actualidad gracias a un tratamiento adecuado, con comida adecuada e insulina administradas para el crecimiento.

membrana básica. Capa de círculos concéntricos o cadenas de glucoproteínas separadas por infrecuentes moléculas de glucosa y galactosa, que rodean protectoramente las células de las capilaridades de riñones, músculos, retina de los ojos, etc.

membrana celular. El material que rodea todas las células y que actúa para retener sustancias útiles, excluir las sustancias nocivas y permitir que pase la glucosa a las células (con ayuda de la insulina).

metabolismo. Todos los procesos químicos que ocurren en el cuerpo, incluidos aquellos que afectan a los alimentos, que se descomponen y usan por parte de los tejidos o para la producción de energía.

microaneurismas. Pequeñas zonas hinchadas en los vasos sanguíneos capilares, como los que se encuentran en la retina del ojo. Pueden estallar y sangrar.

microangiopatía. Enfermedad relacionada con los pequeños vasos sanguíneos del cuerpo.

nefropatía. Enfermedad de los riñones.

neuritis. Inflamación de los nervios.

neuropatía. Cualquier enfermedad del sistema nervioso. La neuropatía puede producirse en personas con diabetes y estar relacionada con un control deficiente. Pueden aparecer síntomas como dolor, pérdida de sensación, pérdida de reflejos y/o debilidad.

NPH. Protamina Hagedorn neutral, una insulina de acción intermedia que recibió inicialmente su acción más lenta gracias al añadido de una proteína de insulina de acción corta.

omega. Tres ácidos grasos que son útiles para disminuir los triglicéridos y el colesterol. También hacen más lenta la coagulación de la sangre. Se encuentran en el salmón, el atún y algunos otros pescados.

onza. Una unidad de peso utilizada en Estados Unidos. Se emplea para pesar los alimentos y determinar la cantidad específica a comer o quemar en calorías. Una onza equivale aproximadamente a 28 gramos.

orina fraccional. Orina recogida durante un período de tiempo y utilizada para comprobar los niveles de glucosa y acetona. Habitualmente, las fracciones de orina se recogen durante veinticuatro horas: desde el desayuno hasta el almuerzo, desde el almuerzo hasta la cena, desde la cena hasta la hora de acostarse y desde la hora de acostarse hasta el levantarse. También se llama orina bloque.

orina veinticuatro horas. Utilizada para medir, entre otras cosas, los niveles cuantitativos de glucosa en la orina, a partir de una muestra estancada durante veinticuatro horas.

páncreas. Una glándula situada cerca del estómago y que segrega por los menos dos hormonas, la insulina y el glucagón, así como otras muchas enzimas digestivas.

páncreas artificial. Un instrumento mecánico que estimula las funciones de las células beta. Retira sangre continuamente, mide el nivel de glucosa e inyecta una dosis apropiada de insulina o de glucosa para restablecer un nivel normal de glucosa en sangre.

plan de comida. Disposición por medio de la cual la comida total que se ingiere diariamente queda expresada en términos de una cierta cantidad de puntos o intercambios. Los alimentos se tienen que ingerir en horarios previamente especificados.

polidipsia. Sed excesiva, con aumento de la ingestión de agua.

polifagia. Hambre o apetito excesivo, que tenga como resultado un aumento en la ingestión de comida.

poliuria. Producción excesiva de orina.

posprandial. Que ocurre después de una comida.

precipitado. Partículas que se desprenden de una solución. Esto puede ocurrir si la insulina conservada más allá de su período de caducidad queda contaminada o es mezclada de forma inapropiada.

proteína. Uno de los tres constituyentes principales de los alimentos. Las proteínas están compuestas de aminoácidos y se encuentran en alimentos como la leche, la carne, el pescado y los huevos. Las proteínas son constituyentes esenciales de todas las células vivas y son el nutriente que contiene el nitrógeno. El contenido de calorías de la proteína es de cuatro calorías por gramo.

prueba de tolerancia a la glucosa. Véase *glucosa, prueba de tolerancia a la*.

prueba en el lugar. Un análisis de orina realizado con una muestra recogida mediante el uso de la técnica de un solo vaciado.

prueba oral de tolerancia a la glucosa. Véase *glucosa, prueba oral de tolerancia a la*.

puntos, sistema de. Un método para cuantificar la ingestión de alimentos. Funciona al asignar puntos a los diversos componentes de los alimentos (hidratos de carbono, grasas, proteínas, calorías, sodio, etc.) y determinar el número de puntos de cada componente que se necesita para una comida o para la ingestión diaria. Este sistema puede sustituir o acompañar el menos exacto sistema de intercambio para los cálculos de la dieta (75 kilocalorías = 1 punto).

reacción insulínica. Una afección que se instala con rapidez y que es el resultado de unos bajos niveles de glucosa en sangre. Puede ser causada por un exceso de insulina, muy poca comida o un aumento en el ejercicio sin el correspondiente aumento en la alimentación o disminución en la insulina. Los síntomas pueden variar, desde nerviosismo, temblores, dolores de cabeza y mareo, hasta confusión y convulsiones, e incluso puede conducir al coma.

renal. Perteneciente a los riñones.

retina. La capa sensible a la luz situada al fondo de la superficie interna del globo ocular.

retinopatía. Enfermedad de la retina. La retinopatía se produce en personas con una diabetes prolongada, deficientemente controlada, y supone un crecimiento anormal de los vasos sanguíneos capilares del ojo, que pueden llegar a sangrar.

riñón, umbral del. Véase *umbral del riñón*.

Semilente. Insulina preparada mediante técnicas especiales de cristalización para producir pequeños cristales de insulina con grandes superficies absorbentes y una acción rápida. La Semilente es de acción más lenta que la insulina Regular, pero más rápida que la insulina de acción intermedia.

síndrome de angustia respiratoria (RDS). Dificultad para respirar, observada por los gruñidos, la respiración sibilante al inspirar o al expirar, la respiración trabajosa, cianosis (azulamiento de los labios, la cara, los dedos de pies y manos, que se puede extender y afectar a todo el cuerpo), y un ritmo anormal de la respiración.

Somogyi, efecto. Un fenómeno (descrito por el bioquímico Somogyi) en el que la hipoglucemia causa una activación de las hormonas contrarreguladoras internas (como por ejemplo el glucagón, la hormona del crecimiento y la epinefrina), provocando un rebote en el nivel de glucosa en sangre, que alcanza niveles hiperglucémicos. Llamada también hiperglucemia posthipoglucémica.

sulfonilureas. Compuestos químicos que estimulan la producción o liberación de insulina por parte de las célula beta en el páncreas y/o previene la liberación de glucosa del hígado. Son utilizadas en el tratamiento de la diabetes de tipo II.

tolerancia a la glucosa. Véase *glucosa, tolerancia a la*.

tolerancia a la glucosa, deterioro de la. Véase *glucosa, deterioro de la tolerancia a la*.

toxicidad glucósica. Un estado en el que la falta de insulina, debida a una disminución de la disponibilidad y/o funcionamiento del lugar receptor de la célula para recibir insulina, tiene como resultado un aumento de la glucosa en el cuerpo, que es tóxica para las células betas de los islotes de Langerhans. Esta toxicidad llega a tal extremo que puede provocar incluso la muerte de la célula beta.

tratamiento de activación del hígado. Llamado también tratamiento pulsátil insulínico ultravenoso, es aquel en el que se administra insulina por vía intravenosa de una forma pulsante, basándose en las necesidades totales del cuerpo, administrada a cada pocos segundos, en cantidades muy cortas, mientras la persona toma una bebida con alto contenido de glucosa.

Ultralente. Una insulina de acción prolongada que se prepara mediante la utilización de técnicas especiales de cristalización que producen grandes cristales con superficie absorbentes pequeñas. Su acción es similar a la PZI.

umbral del riñón. El nivel de una sustancia (como la glucosa) en la sangre del riñón, por encima del cual se derrama en la orina. Llamado también umbral renal.

vaciado, técnica de un solo. El procedimiento de recoger una muestra de orina cuatro veces al día, antes de las comidas y a la hora de acostarse. No se vacía la vejiga durante treinta minutos antes de recoger la muestra.

Bibliografía

Capítulo 1

Diabetes A to Z, 1988, Alexandria, Va., American Diabetes Association.

The Diabetes Dictionary, 1989, Washington, D. C., U. S. Dept. of Health and Human Services, National Diavetes Information Clearinghouse, NIH Pub. número 89-3016.

What Is Non-Insulin-Dependent Diabetes (Type II Diabetes), and What Ir Insulin-Dependent Diabetes (Type I Diabetes)? (folleto), 1989, Alexandria, Va., American Diabetes Association.

Capítulo 2

Diabetes: Facts You Need to Know, 1989, Alexandria, Va., American Diabetes Association.

Direct and Indirect Costs of Diabetes, 1988, Alexandria, Va., American Diabetes Association.

Miller, M. M., T. T. Gorski y D. Miller, 1982, *Learning to Live Again*, Independence, Mo., Independence Press.

Third-Party Reimbursement for Diabetes Outpatient Education: A Manual for Health-Care Professionals, 1986, Alexandria, Va., American Diabetes Association.

Capítulo 3

Balance Your Act: A Book for Adults with Diabetes, 1988, Atlanta, Ga., Pritchett and Hull Associates, Inc.

Berstein, R. K., 1981, *Diabetes: the GlucoGraf Method for Normalizing Blood Sugar*, Los Ángeles, J. P. Tarcher, Inc.

Biermann, J., y B. Toohey, 1988, *The Diabetic's Total Health Book*, Los Ángeles, J. P. Tarcher, Inc.

Ducat, L., y S. Suib, 1983, *Diabetes: A New and Complete Guide to Healthier Living for Parents, Children, and Young Adults with Insulin-Dependent Diabetes Mellitus*, Nueva York, Harper and Row.

Etzwiler, D., M. Franz, P. Hollander, y O. Joynes, 1987, *Learning to Live Well with Diabetes*, Wayzata, Minn., Diabetes Center, Inc.

Managing Type II Diabetes: Your Invitation to a Healthier Life-style, 1988, Wayzata, Minn., Diabetes Center, Inc.

Peterson, C. M., y L. Jovanovic, 1984. *The Diabetes Self-Care Method*, Nueva York, Simon and Schuster.

Sims, D. G. (ed.), 1984, *Diabetes: Reach for Health and Freedom*, St. Louis, Mo., C. V. Mosby.

Capítulo 4

Curriculum for Youth Education, 1983, Alexandria, Va., American Diabetes Association.

Diabetes: One Part of Me, 1988, Boston, Joslin Diabetes Center.

Diabetes Outpatient Education: The Evidence of Cost Savings, 1986, Alexandria, Va., American Diabetes Association.

Guidelines for Education, 1988, Alexandria, Va., American Diabetes Association.

Wheeler, M., 1989, «Choosing a Diabetes Education Program», *Diabetes Forecast*, octubre, págs. 21-25.

Capítulo 5

Barrett, A., 1984, *The Diabetic Brand-Name Food Exchange Handbook*, Filadelfia, Running Press.

Calorie Points for Weight Control, 1987, Overland Park, Kans., Nutrition Education Center.

Council on Scientific Affairs, «Treatment of Obesity in Adults», 1988, *Journal of the American Medical Association (JAMA)*, 260 (17), págs. 2.547-2.551.

Exchange Lists for Meal Planning, 1986, Alexandria, Va., American Diabetes Association.

Exchange Lists for Weight Management, 1989, Alexandria, Va., American Diabetes Association.

Jovanovic, L., y C, M. Peterson (eds.), 1985, *Nutrition and Diabetes*, Nueva York, Alan R. Liss.

Nutrition for Children with Diabetes: A Pamphlet for Parents, 1987, Alexandria, Va., American Diabetes Association.

Nutrition and Insulin-Dependent Diabetes (pamfleto), 1988, Alexandria, Va., American Diabetes Association.

Nutrition and Non-Insulin-Dependent Diabetes (pamfleto), 1988, Alexandria, Va., American Diabetes Association.

Palumbo, P. J. y J. D. Margie, 1987, *The Complete Diabetic Cookbook*, Nueva Yorl, New American Library.

Capítulo 6

Bliss, M., 1982, *The Discovery of Insulin*, Chicago, University of Chicago Press.

Insulin, 1989, Ann Arbor, Mich., University of Michigan.

Insulin Pump Therapy: Is It for You?, 1986, Ann Arbor, Mich., University of Michigan.

Oral Antidiabetes Medications, 1986, Ann Arbor, Mich., University of Michigan.

Peragallo-Dittko, V., 1990, «Buyer's Guide to Injection Devices», *Diabetes Self-Management*, enero-febrero, págs. 6-12.

Capítulo 7

Armstrong, N., y D. Wakat, 1985, *The Energetic Diabetic: A Personal Fitness Guide*, Bowie, Md., Brady Communications Company, Inc.

Biermann, J., y B. Toohey, 1977, *The Diabetic Sports and Exercise Book*, Filadelfia, Lippincott.

Diabetes and Exercise, 1988, Wayzata, Minn., Diabetes Center, Inc.

Free to Be Fit: An Exercise Book for People with Type II Diabetes, 1989, Atlanta, Ga., Pritchett and Hull Associates, Inc.

Ivy, J., 1990, «Exercise and Complications», *Diabetes Forecast*, 43 (2), págs. 46-49.

Wallace, J. P., 1989, «Exercise Myths», *Diabetes Forecast*, 42 (6), págs. 24-28.

Winter, J., 1984, *The Diabetic Get Fit Book*, Nueva York, Arco Publishers.

Capítulo 8

Diabetes and Impotence: A Concern for Couples, 1987, Wayzata, Minn., Diabetes Center, Inc.

Diabetes Foot Care, 1986, Atlanta, Ga., Pritchett and Hull Associates, Inc.

Periodontal Disease and Diabetes: A Guide for Patients, 1987, U. S. Department of Health and Human Services, NIH, Pub. número 87-2946.

Personal Health Habits for People with Diabetes, 1986, Ann Arbor, Mich., University of Michigan.

Sexual Health and Diabetes, 1987, Ann Arbor, Mich., University of Michigan.

Capítulo 9

The Center for Diabetes Education, 1987, *Patterns: A Guidebook on How to use Patterns in Glucose-Test Results in a Diabetes-Management Program*, Elkhart, Ind., Miles, Inc.

Monitoring Young Diabetes, 1989, Ann Arbor, Mich., University of Michigan.

Urine Testing for Ketones: Ketone Testing for the Person with Diabetes, 1987, Elkhart, Ind., Miles, Inc.

Capítulo 10

Caditz, J., 1989, *Diabetes, Visual Impairment, and Group Support: A Guidebook*, Santa Monica, Calif., Center for the Partially Sighted.

Diabetic Retinopathy and Its Treatment by Laser, 1986, Ann Arbor, Mich., University of Michigan.

Hyperglycemia, Hypoglycemia, and Varios Other Complications of Diabetes (panfleto), 1988-1989, Alexandria, Va., American Diabetes Association.

Jovanovic, L., J. Biermann y B. Toohey, 1987, *The Diabetic Woman: All Your Questions Answered*, Los Ángeles, J. P. Tarcher, Inc.

Long-Term Complications, 1988, Ann Arbor, Mich., University of Michigan.

Special Report: DCCT: What it means to you, Alexandria, Va., American Diabetes Association, septiembre de 1993.

Capítulo 11

Anderson, B., M. T. Burkhart y D. Charron-Prochownik, 1986, *Making Choices: Teenagers and Diabetes*, Ann Arbor, Mich., University of Michigan.

Biermann, J., y B. Toohey, 1984, *The Peripatetic Diabetic*, Los Ángeles, J. P. Tarcher, Inc.

Bradley, D. J., 1987, *What Does It Feel Like to Have Diabetes? A Diary of Events in the Life of a Diabetic*, Springfield, Ill., Charles C. Thomas.

Diabetes and You (A Pamphlet for Parents, Children, Teenagers, Young Adults, Adults, and Senior Adults), 1987-1988, Alexandria, Va., American Diabetes Association.

Edelwich, J., y A. Brodsky, 1986, *Diabetes: Caring for Your Emotions as Well as Your Health*, Reading, Mass., Addison-Wesley.

Feste, C., 1987, *Physician Within: Taking Charge of Your Well-Being*, Wayzata, Minn., Diabetes Center, Inc.

Kleiman, G., y S. Dody, 1986, *No Time to Lose*, Nueva York, William Morrow.

Anderson, B., M. T. Burkhart, y D. Charron-Prochownik, 1986.

McLean, T., 1986, *Metal Jam – the Story of a Diabetic*, Nueva York, St. Martin's Press.

Piotrowski, M., y Sochalski, 1986, *Learning to Live with Diabetes*, Ann Arbor, Mich., University of Michigan.

Pray, L. M. y R. Evans, 1983, *Journey of a Diabetic*, Nueva York, Simon and Schuster.

Register, C., 1987, *Living with Chronic Illness*, Nueva York, The Free Press.

Rubin, R. R., Biermann, J., Toohey, B., 1992, *Psyching Out diabetes*, Los Ángeles, Lowell House.

Shalom, R., y J. J. Ryan, 1989, *Diabetes Support Groups for Young Adults: A Facilitator's Manual*, Alexandria, Va., American Diabetes Association.

Capítulo 12

Cuban, B., 1989, «Getting the Best of Stress», *Diabetes Forecast*, 42 (6), págs. 42-45.

Eliot, R. S. y D. L. Breo, 1984, *Is It Worth Dying for a Self-Assessment Program to Make Stress Work for You, Not Against You?*, Nueva York, Bantam Books.

Faelten, S., y D. Diamong, 1988, *Take Control of Your Life: A Complete Guide to Stress Relief*, Emmaus, Pa., Rodale Press.

Hanson, P. G., 1986, *The Joy of Stress: How to Make Stress Work for You*, Nueva York, Andrews, McMeel & Parker.

Krieger, D., 1979, *The Therapeutic Touch: How to Use Your Hands to Help or to Heal*, Englewood Cliffs, N. J., Prentice-Hall.

«Taking the Confusion Out of Stress Advice», 1990, *Diabetes in the News*, 9 (1), págs. 9-21 y 24.

Wolf, F. M., L. S. Robins *et al.*, 1985, *Exercising for Relaxation and Fitness: The Easy-Does-It Program with Special Tips for People with Diabetes and Heart Disease*, Ann Arbor, Mich., University of Michigan.

Capítulo 13

Lodewick, P. A., 1987, *A Diabetic Doctor Looks at Diabetes – His and Yours*, Cambridge, Mass., RMI Corporation.

Capítulo 15

«American Diabetes Association Research Report», 1990, *Diabetes Forecast*, 43 (3), págs. 37-52.

Juvenile Diabetes Foundation, 1990, «The Rising Costs of Diabetes Research», *Countdown*, primavera, págs. 7-11.

Índice

Prólogo 9
Introducción 11

1. ¿Qué clase de diabetes tiene? 13
2. ¿Quién contrae esta enfermedad? 19
3. ¿Cómo se trata la diabetes? 28
4. Educarse a sí mismo sobre la diabetes 41
5. Planificación de las comidas 47
6. Medicación para la diabetes 58
7. ¿Qué es importante sobre el ejercicio? 80
8. ¿Y la higiene? 89
9. ¿Cómo se controla la diabetes? 100
10. Posibles complicaciones de la diabetes 119
11. ¿Cómo se adapta a tener diabetes? 137
12. ¿Cómo afecta el estrés a la diabetes? 144
13. Ayude al equipo sanitario a ayudarle a usted 154
14. Ayude a su familia y a sus amigos 160
15. ¿Qué se está haciendo para conquistar la diabetes y mejorar su gestión? 164

Apéndice A. Cuestionario alimentario 177
Apéndice B. Raciones dietéticas recomendadas 180
Apéndice C. Listas de intercambio de la Asociación de Diabetes de Estados Unidos 185
Apéndice D. Puntos de nutrición 217
Apéndice E. Guía de restaurantes 219

Apéndice F. Niveles metabólicos de actividades (MET) 230
Apéndice G. Algunos gastos de calorías por ejercicio 235
Apéndice H. Glosario de términos relacionados
 con la diabetes 241

Bibliografía 255

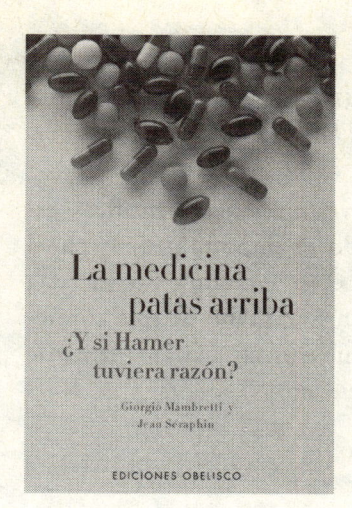

LA MEDICINA PATAS ARRIBA
Giorgio Mambretti y Jean Séraphin

«La enfermedad es la respuesta apropiada del cerebro a un trauma externo y forma parte de un programa de supervivencia de la especie.»

«El cáncer tiene un sentido: es un programa inteligente de la naturaleza que busca la curación.»

«Un enfermo no es un conjunto de células escindidas de la realidad.»

Éstos son algunos de los descubrimientos de la llamada Nueva Medicina del Dr. Hammer. Aclamado por enfermos, execrado por los médicos, el Dr. Hammer colecciona diplomas universitarios en algunos países y procesos judiciales en otros.

Oncólogo e investigador, cuyos éxitos en casos incurables de patologías degenerativas hacen tambalear el edificio médico oficial, ha sufrido prisión por defender sus teorías en contra de la opinión de otros médicos.

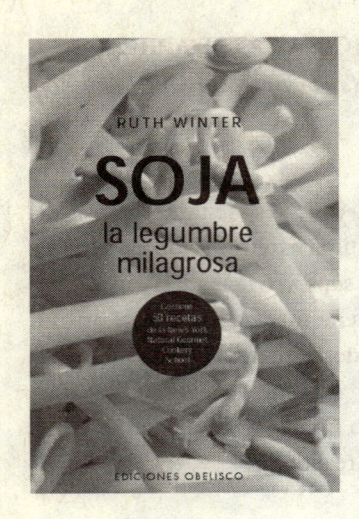

SOJA
LA LEGUMBRE MILAGROSA
Ruth Winter

Las últimas investigaciones científicas están confirmando el importantísimo papel de la soja en el mantenimiento de una buena salud. Un solo grano de soja contiene múltiples substancias extremadamente potentes que pueden:

- Reducir el nivel de colesterol
- Combatir el cáncer
- Reducir la tensión arterial
- Proteger el corazón
- Regular el nivel de azúcar en sangre
- Aliviar los síntomas menstruales y menopáusicos
- Ayudar a las funciones intestinales
- Fortalecer los huesos

En este libro, Ruth Winter le enseñará a proteger su corazón y sus vasos sanguíneos con la soja, a adaptarla a su dieta, a confeccionar menús para niños y adultos con alergias o diabéticos y a elaborar deliciosos platos a base de esta legumbre milagrosa.

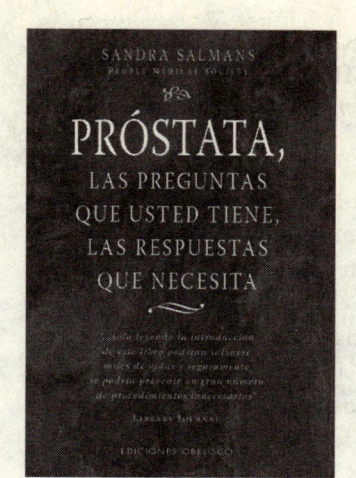

PRÓSTATA
LAS PREGUNTAS QUE USTED TIENE, LAS RESPUESTAS QUE NECESITA

Casi todos los hombres de más de 45 años padecen algún síntoma relacionado con la próstata, pero ¿es ésta importante? En este libro hallará las respuestas sobre los problemas de próstata y su tratamiento.

¿Qué debe hacer un hombre para mantener la salud de su próstata? ¿Qué medicaciones y técnicas quirúrgicas han demostrado su efectividad? ¿Es benigna la hiperplasia prostática? ¿Es el BHP (agrandamiento de la próstata) una parte inevitable del proceso de envejecimiento de los hombres? El tratamiento para la próstata enferma ¿produce necesariamente impotencia? ¿Qué debe preguntar un paciente a su médico cuando se recomienda o sugiere la cirugía?

Aquí se contestan éstas y otras muchas preguntas, a través de la información directa extraída de los principales médicos expertos en el tema.

Con una prosa fácil y entendible, este libro prescinde de la jerga médica y le enseña directamente los hechos más relevantes.

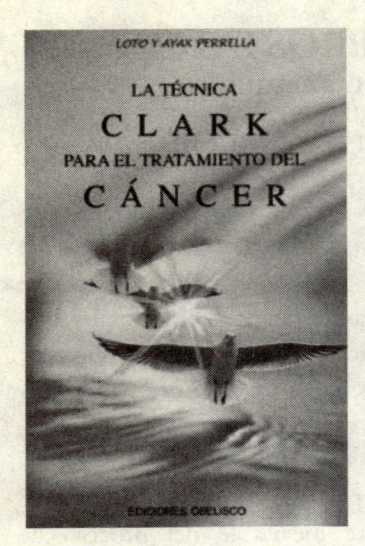

LA TÉCNICA CLARK PARA EL TRATAMIENTO DEL CÁNCER
Loto y Ayax Perrella

Hay en la actualidad un gran número de terapeutas que, en los Estados Unidos y México, tratan con éxito casos de cáncer, muchos de ellos desahuciados por la medicina oficial. En la primera parte de este libro, los autores nos presentan varios de estos casos. La segunda parte está dedicada a la técnica llevada a cabo por la Dra. Hulda R. Clark. El tratamiento del cáncer de la Dra. Clark es un tratamiento desarrollado sobre bases científicas, sin cirugía, sin radioterapia ni quimioterapia, con remedios naturales, que implica al paciente en su propio proceso de curación, y cuando ésta se consigue, la persona puede realmente disfrutar de una vida normal, no disminuida o condicionada por la toma indefinida de medicamentos con múltiples efectos secundarios.